死生学のフィールド

石丸昌彦・山崎浩司

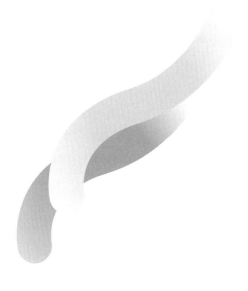

死生学のフィールド（'18）
©2018　石丸昌彦・山崎浩司

装丁・ブックデザイン：畑中　猛

s-33

まえがき

　放送大学は，2014年にはじめて死生学の科目を開講した。そのテキストが『死生学入門』であり，本書『死生学のフィールド』はそれに続く2冊目の死生学のテキストである。
　本書の編著者である石丸と山崎は，『死生学入門』でも筆を執っているため，2つのテキストの内容は重なるところがある。しかし，執筆陣全体の背景を確認すると，本書では石丸（精神医学）以外の全員が人文社会科学系の研究者であるのに対し，『死生学入門』では山崎（社会学）以外の全員が医学・看護学系の研究者であったことから，やはり両テキストで重点の置き方に違いがみられる。特に，本書では会田（臨床倫理学）が担当した老い（第7章）や終末期ケア（第9章），坂口（悲嘆学）が担当した死別喪失とグリーフ（第10章・11章），鈴木康明（心理学・教育学）が担当した自死／自殺（第13章）など，両テキストで取り上げている死生学の主要トピックを読み比べると，その違いと重なりが確認できる。
　したがって，『死生学のフィールド』と既刊の『死生学入門』を併せて読めば，読者は死生学の広範かつ多様な関心，知見，アプローチの全体像をより鮮明に把握することになる。つまり，この2冊は一方が入門編で他方が応用編という関係ではなく，ともに死生学の入門的な概説書として，相互補完的な関係にあるとご理解いただきたい。
　本書を編むにあたって特に意識したのは，死生学のフィールド（現場）が私たちの日常のそこここにあり，人生のあらゆる段階で展開しうることを示すことであった。
　一般的に，死は非日常に属する事象であり，人生の最終段階に出現するものと捉えられている。しかし，「死生」という言葉が示すとおり，日常において死は常に生と隣り合わせにある。それが，自分の死，大切な人の死，あるいは他者の死として立ち現れるのかの違いはあっても，やはり死は私たちの日常とともにある。また，鈴木由利子（民俗学）が担当した第5章・6章でも論じられているように，生まれてからすぐ

に，そして捉え方によっては生まれる前に，死が訪れることもある。つまり，死は老いの先にあるいのちの終わりの段階だけでなく，いのちの始まりの段階にも現れることがある。

しかし，現代日本社会の日常では，他者の死はマスメディアを介して日々現出する一方で，自分の死や大切な人の死は，心理的にも物理的にも生から切り離されがちである。そこで，もっと自分の死や大切な人の死について考える機会が必要であるとの考えから，デス・エデュケーションが国内外で発展してきた。デス・エデュケーションは死生学における重要な領域の1つだが，『死生学入門』では十分に紙面を割くことができなかった。本書『死生学のフィールド』では，第12章でデス・エデュケーションについて重点的に論じている。

本書でもう1つ意識的に加えた死生学のフィールドは，戦争である（第14章）。大規模な人為的暴力の典型である戦争は，大量の死やそのほかの深い喪失を人間にもたらし，生き残った者に，そして後世の人々に，個人と集団双方の次元で，人間として生きる・死ぬとはどういうことかという問いを突きつける。本書ではナチス・ドイツのホロコーストを題材にしているが，やはり第2次世界大戦の当事国であった日本に生きる私たちは，大規模な暴力をふるう渦中に身を置いた過去の現実を見つめ，上記の問いと自分なりに，自分たちなりに，向きあっていく必要があるだろう。

今後日本の死生学を発展させていくうえで重要だと『死生学入門』で指摘しつつ，本書でも残念ながらカバーすることができなかったのが，核兵器・原子力問題のフィールドである。今年のノーベル平和賞を国際NGO「核兵器廃絶国際キャンペーン（ICAN）」が受賞した一方で，近年東アジアでは核兵器による軍事的緊張が高まっている。東日本大震災による福島第一原子力発電所事故にまつわる数多くの未解決問題がある一方で，各地の原子力発電所の稼働・再稼働という現実もある。世界で唯一の原爆被爆国であり，世界有数の原子力発電所保有国である日本に生きる私たちは，死生学を枠組に核兵器・原子力問題を考究し，議論を活発化させていく責務があると考える。

また，地震，台風，噴火などの自然災害の多さも，長らく日本社会の死生を形づくってきたことから，自然災害の死生学的考察や議論も，や

はり日本の死生学が積極的に展開していくべきだろう。しかし，核兵器・原子力問題と同じく，それを本書で取り上げることができなかった。さらに，法的に公認され国家によりもたらされる暴力形態のひとつである死刑のフィールドについても，山崎の力不足で本書から割愛せざるを得なかった。したがって，以上３点については，各読者による独自の死生学的考究をお願いしたい。

　これら限界はあるとしても，執筆陣の死生学にまつわる造詣の深さと学際的なバランスの良さの点で，本書は死生学の概説書として十分なクオリティを備えていると自負している。豊富なインタビューなど工夫を凝らした放送教材とあわせ，学習に活かしてほしい。一方で，本書における不備不足については広く読者のご叱正を賜り，今後の改訂に活かしたい。

　　　　　　　　　　　　　　　2017年10月　執筆者を代表して
　　　　　　　　　　　　　　　　　　　　　山崎浩司

目次

まえがき　山崎浩司　3

1　死生学のフィールド　｜山崎浩司　11

1. 死生学とは　11
2. 死生学と臨床死生学　14
3. 死生学が求められる社会背景　16
4. 死生学への期待　21
5. 死生学のフィールド　24

2　死生・宗教・スピリチュアリティ　｜石丸昌彦　26

1. 宗教・他界・死生観　26
2. 諸宗教と死生観　30
3. 現代の様相―死生・宗教・スピリチュアリティ　40

3　日本人の死生観　｜石丸昌彦　47

1. 近代以前　47
2. 明治から昭和まで　53
3. 死生観の復権とスピリチュアリティ　60

4 | マスメディアで死生について考える
| 山崎浩司　69

1．マスメディアと死生　69
2．マンガで死生について考える　74
3．マスメディアをデス・エデュケーションに活かす　86

5 | 選択される命
| 鈴木由利子　89

1．子どもの誕生と命の選択　89
2．胎児生命と胎児供養　95
3．まとめ　102

6 | 流産・死産をめぐる胎児観
| 鈴木由利子　104

1．子どもの葬法にみる霊魂観　104
2．流産・死産をめぐる儀礼　108
3．悲嘆に寄り添う─「With ゆう」の調査から　111
4．まとめ　114

7 | 老いと病と死
　　─フレイルの知見を臨床に活かす　| 会田薫子　116

1．長寿社会とフレイル　116
2．フレイルの知見と評価をどのように活かすか　126

8 いのちの臨床倫理
―高齢者における人工的水分・栄養補給法の問題を題材に　　｜ 会田薫子　134

1. 臨床倫理とは　134
2. 主に医学的に判断可能な症例における人工的水分・栄養補給法　136
3. 医学的判断が困難な症例における人工的水分・栄養補給法　142

9 エンドオブライフ・ケア
―尊厳ある最期とは　　｜ 会田薫子　152

1. ホスピスと緩和ケア
　―苦痛の除去と QOL の向上のために　152
2. 事前指示から ACP へ
　―最期まで本人の意思を尊重するために　158
3. 尊厳死とは何か　164
4. 尊厳ある最期とは　168

10 喪失と悲嘆　　｜ 坂口幸弘　172

1. 喪失と死別　172
2. 悲嘆と喪　174
3. 通常の悲嘆　176
4. 悲嘆のプロセスに関する理論　178
5. 複雑性悲嘆　182
6. 死別と人間的成長　185

11 | グリーフケア　　　　　　　　　　　｜坂口幸弘　189
1．グリーフケアの定義と分類　189
2．グリーフケアの基本　192
3．グリーフケアの諸相　197

12 | デス・エデュケーション　　　　　　｜鈴木康明　204
1．デス・エデュケーションについて　204
2．大学教育における筆者のデス・エデュケーション　208
3．デス・エデュケーションと「いのち」　212
4．悲嘆教育としてのデス・エデュケーション　215

13 | 自死遺族・遺児支援　　　　　　　　｜鈴木康明　219
1．自死遺族とは　219
2．生きにくさを理解する　221
3．自死遺族の支援について　224
4．心理的影響　228
5．配慮的支援を目指して　233

14 | 戦争と死，喪失　　　　　　　　　　｜鈴木康明　236
1．戦争による死　236
2．アウシュヴィッツの「遠さ」　240
3．当時のドイツから学ぶ　244
4．最後に　247

15 死生学とコミュニティ　　｜山崎浩司　252

1．死別体験とコミュニティ　252
2．死別に共感的で互助的なコミュニティの構築　256
3．社会的孤立の解消をめざすコミュニティ概念　262
4．社会死生学の展望　265

索　引　269

1 | 死生学のフィールド

山崎浩司

≪目標＆ポイント≫　死生学が，学際的かつ実践的かつ実存的な学問であることと，現代社会のさまざまな死生のフィールド（現場）に応じて幅広いテーマをカバーしていることを確認する。また，死生学が求められる社会背景と，一般社会および医療や教育などの現場からの死生学への期待が，どのようなものであるかについて理解する。
≪キーワード≫　死生観，学際性・実践性・実存性，臨床死生学，公的な死と私的な死，フィールド（現場）

1．死生学とは

（1）　定義と名称

　死生学とは，死にまつわる現象に照準し，その考察や解明を通して生をとらえなおす学問であり，学際的，実践的，実存的な特徴を持つ。死生学以前にも，哲学，倫理学，歴史学，宗教学，社会学，医学など，死にまつわる現象に照準してきた学問は数多くある。しかし，生にまつわる現象に注目した過程や結果として間接的に死に注目するのではなく，まずもって死にまつわる現象に注目し，生はあくまでも死への照準から逆照射的にとらえられるという点で，死生学は既存の学問分野と一線を画す。
　死生学に特徴的であるのは，死のみに照準し考究するのではなく，死と生を密接に関連しあった対とみなしている点である。特に日本の死生

学では，死と生を同じ比重で重視することを意識し，現代社会における死のタブー視や医療など特定領域による囲い込みと，その裏腹である生への過剰な価値づけを問い直す，といった指向性を少なくとも潜在的に有していると筆者は考える。この点は，中国，台湾，韓国など，他の東アジア諸国ではこの学問が「死学」や「生死（哲）学」などと一般的に呼ばれるのに対し，日本では「死生学」と呼ばれることと少なからず関連しているのではないだろうか。東アジアに先行してこの学問が発展した米英でも，「サナトロジー thanatology」や「デス・スタディーズ death studies」という名称が一般的であり，その直訳は「死学」ないし「死の研究」である。しかし，日本では「死生学（直訳すれば death and life studies）」と呼ばれる。それはなぜなのだろうか。

　このことは「死生観」という語の存在と密接に関連していると考えられる。日本では「死生観」の語が比較的以前からあり，それが知識人層を中心に社会に定着して行く流れのなかで，死を主題とする学問の誕生を名づける必要性が生じてきたとき，だんだんと「死生学」という名称に定まっていった可能性がある。宗教学者の島薗進によれば，近代日本史において，人びとが自らの死生観を大々的に問うた歴史的状況が三度あった（島薗・竹内　2008）。第1期は19世紀末から20世紀初頭で，加藤咄堂（とつどう）という仏教学者が『死生観』と題した書物を著した時期であり，西洋文明との接触で，日本や東アジアの文化圏にはない未知なる生き様や死に様と出会い，古今東西の死生観が比較されるに至った。第2期は第二次世界大戦中であり，このときは若者たちが死地に赴くのを覚悟させるうえで，死生観は「死にがい付与システム」（井上　1975）の一部として大いに動員された。そして，第3期は1970年代後半から現在までで，病院死の増加，医療技術の革新，死の日常からの隠蔽（いんぺい），葬祭や既成宗教の形骸化とスピリチュアリティ運動の勃興などを背景に，死生観が問い

なおされてきた。この死生観ブーム第3期の1970年代後半から80年代前半あたりで、「死生学」という名称が確立していったと思われる（死生観については第3章参照）。

（2） 学際性・実践性・実存性

「死生学」が「死生観」をすぐに連想させる背景もあってか、日本の死生学は欧米のサナトロジーやデス・スタディーズに比べて、個々人が自らの死生観を哲学的に考究するための学問である、とのイメージが濃いように思う。しかし死生学のフィールドは、本コースでこれからカバーするトピックの多様性からもわかるように、けっしてそのように限定されたものではない。死生の問題にかかわる人びとにとって、それは自分たちで対処すべき私的問題であるとの意識は切実なものであろうが、そもそも問題を「私的」な単位で自分たちがとらえている背景に思いをはせると、そこには「社会」や「文化」といった集団の力学が介在している可能性も考えられる。このように死生学は、個人の哲学的考察の機会にとどまらず、死生にまつわる多様な問題を多角的に検討する機会を提供するものである。

多用な死生の問題に対応するには、既存の学問分野が個別に展開してきた研究や教育を、各問題に合った形で適宜統合して応用する必要があるため、死生学は必然的に学際的な特徴を持たざるを得ない。そして、死生学が実践的な特徴を持っていることは、そもそもこの学問が近代化の進展した社会において、人びとの死生が複雑化し問題化したことへの対応を期待されて成立してきた背景（本章第3節で詳述）から、容易に理解できる。加えて、死生学を枠組みに人の死生の問題に何らかの現実的な答えを出そうと取り組もうとするとき、この学問はその者に実存的であることを求めてくる。直接的であれ間接的であれ、死生の問題の渦

中に身をおくとき，主体的人間としての自分のあり方（つまり実存）が問い直される。そして死生学の知見を求める者は，研究者が示す実存のあり方を参考に，自らの実存をも再構築することを求めていたりする。したがって，死生学の徒には，死生にまつわる問題を客観的に切り離してとらえるのではなく，自らの立ち位置や観点を深く内省して自覚しながら，特定の視座からその問題にアプローチしていくことが求められる。

2. 死生学と臨床死生学

　日本には「日本死生学会」と呼ばれる学会はないが，死生学の学会として「日本臨床死生学会」と「日本死の臨床研究会」（名称は「研究会」だが実質的には学会）がある。両者とも名称に「臨床」が含まれている点が特徴的であり，日本の死生学が主に臨床医療にかかわる者たちによって，牽引されてきたことを物語っている。現に，日本で初めて「死生学」の語を冠した教科書と目される『死生学・Thanatology——死から生の意味を考える』（日野原・山本　1988）の執筆者は，そのほとんどが医療者である。そして，いのちの終わりや始まりの問題は，現代日本では終末期医療，緩和ケア，遺族ケア，生殖医療，周産期医療というように，「臨床」にまつわる問題として扱われやすいことも確かである。

　こうしたことから，「死生学」とはつまり「臨床死生学」のことであるといえなくもない。さらに，「臨床」を「医療や教育だけでなく，社会における人間の営み全体を含める」（河野・平山　2000, p. 2）と定義すれば，死生学と臨床死生学を区別することはますます難しくなる。しかし，文学，宗教学，歴史学，社会学などの人文社会科学的な知見をもとに，死生観や死と向き合う技を考察する死生学もあり，それは「基礎死生学」と呼ぶべきであるとの考え方もある（島薗　2011, p. 1）。この考え方によれば，「死生学」すなわち「臨床死生学」とするわけにはい

かない。また，「臨床」という語の語源を考えると，それは床に臥す病者に臨んで診療することであり，英語の"clinical"がギリシャ語のkline（ベッド）に由来することからしても，「臨床死生学」を保健・医療・福祉など健康と病いや障害に関する死生の問題を扱う死生学に限定することは適切かもしれない。

　この限定で臨床死生学を定義すれば，それは治療を含むケアのプロセスで，特にケアする側が自分・相手・社会が死生をどうとらえているかを深く理解するのを，知的にサポートして有効な実践知を育む学問である（清水・島薗　2010），ということになる。臨床死生学では，関連諸分野から知見や洞察を集約して有効な形に統合したうえで臨床現場に還元し，同時に現場で起きる臨床上の出来事や日々育まれる臨床の知を吸収し理解する，といった循環運動が重要である。いいかえれば，臨床死生学には，死生学が有する広範な知見や洞察から臨床現場に適切なものを提供するだけでなく，臨床現場を学び，臨床現場から生まれる叡智を受けとって，それをより多くの人びとにとって「臨床の知」として共有可能なものにするという責務がある。

　以上のように保健・医療・福祉などに「臨床」の意味を限定する立場がある一方で，「臨床」をほぼ「現場（フィールド）」と同義でとらえ，臨床死生学の範疇を保健・医療・福祉に限定しない立場もある。こうした積極的な「臨床」の意味の拡張は，もともと医療や福祉に関心を限定していない社会学や哲学といった分野で，「臨床社会学」や「臨床哲学」といった領域が確立してきた動きにみてとれる。哲学者の鷲田清一によれば，ここでいう「臨床」には「医師が患者のベッドサイドに赴くように，書斎や研究室から出て，社会のベッドサイド，つまりはさまざまの問題が発生している社会の現場に身を置いて研究するという強い含意がある」（大澤・吉見・鷲田　2012, p. 1327）。この含意を臨床死生学で

も採用するならば，その射程は保健・医療・福祉に当然限定されず，死生の問題がさまざまな形で生起する現場に直接・間接にかかわり，実践性を意識して研究しようとするあらゆる試みが含まれることになる。

　本書では，あくまでも死生学を最上位の領域名とし，臨床死生学は基礎死生学あるいは第15章で言及する社会死生学と並んで，下位領域の一つと位置づける。つまり，臨床死生学をあくまでも保健・医療・福祉など，健康と病いや障害に関する死生の問題を扱う死生学に限定する（主に第7～11章）。目次を一覧すれば確認できるように，本書で取り上げる死生学のフィールドは，保健・医療・福祉の領域を超えて，マスメディア（第4章），教育（第12章），宗教（第2・3章），民俗（第5・6章），戦争と平和（第14章），社会・コミュニティ（第13・15章）など多岐にわたる。ただ一方で，本書で取り上げるトピックの多くが臨床死生学のフィールドのものであることも同時に確認できる。このことは，それだけ臨床死生学が死生学全体において重要な位置を占めていることをあらわしている。

3. 死生学が求められる社会背景

（1） 死の二面性

　歴史上，人が死について関心を持たなかった時代はないだろう。生が必ず死によって終わるという事実は，人に生とは何か，死とは何かを考えさせ，その答えは宗教，慣習，文芸，学問，医療，マスメディア，ライフスタイルといった，さまざまな様式のうちにあらわされてきた。一個人として，そして社会や文化あるいは国家という集団のレベルで，私たち人間は常に死生の問題に否が応でも相対せざるを得なかった。このことは，人間が死を克服しない限り存在し続ける普遍的事実である。

　しかし同時に，人は死生の問題について年中考えさせられているわけ

ではない。現代日本における日々の生活のなかで，私たちはどれだけ死について思いをめぐらせているだろうか。医療者，葬祭業者，警察や消防，ニュース報道関係者など，仕事がら比較的多く人の死に立ち会わねばならない人びとや，自分の生命を脅かす病いや障害に直面している人びとは，置かれている状況から死を意識せざるを得ないかもしれない。だが，こうした状況にない多くの人びとは，それこそニュース報道によって著名人の病死や事故・事件・災害による他者の死を知り，しばし人の死に思いをはせることは日に何度かあるとしても，それは自分の日常を支える身近で大切な人の死についてでも，ましてや自分の死についてでもない。

　いいかえれば，死が切実な問題になるのは，それが自分自身や自分の身近で大切な人に降りかかってきたときである。フランスの哲学者ジャンケレヴィッチは，「死は人口統計学の問題であり，医学の問題であり，その意味ではこの世で最も陳腐な現象です。しかしまた同時に，死は個人的な悲劇でもあります。子供や妻や親を失った者にとって，死は類を絶した，ほかに比べることができない出来事です」(1995　p. 13)と述べている。自分の直接的な日常から距離のある死一般（公的な死）と，自分の日常を突き崩してしまうような悲劇としての身近な死（私的な死）——死はこうした二面性を持った現象である。

(2)　公的な死の拡大

　現代日本社会は，近代化を進展させる過程で公的な死の領域を拡大させることになった。近代の法や行政制度が整備される前の社会では，人が亡くなったらその人が住んでいた村落共同体で葬送がとりおこなわれたのちに埋葬され，過去帳に名前が記載されるくらいで終わったであろう。つまり，死の公的範囲はせいぜい村落共同体内に限られた。しか

し，近代法制のもとに戸籍法が制定され，役所への死亡届が義務化されて，その情報が国家により記録・管理されるようになり，死の公的範囲は大幅に拡大された。現在希望する誰もが「2015年の日本の推計死亡率は（人口千対）10.4である」（厚生労働省『平成27年（2015）人口動態統計の年間推計』）といった情報を入手できるのは，国家による死の記録・管理が行き届いているからである。

　こうした形の公的な死の拡大には，医療や警察といった専門家および専門機関も大きくかかわっている。そもそも死亡届に必要な死亡診断書は，医師でないと発行できない。また，長年健康で医療機関にかからず過ごしてきた高齢者が自宅で亡くなった場合，村落社会が中心であった時代であればたとえば「大往生」とみなされ，地域の人びとと葬送儀礼にとりかかるということになったかもしれないが，現代では「死因が明らかでない死亡（異状死）」とみなされ，警察および法医学による介入の可能性が発生する。そして，もし異状死とみなされた死に事件性や病死以外の可能性が認められることがあれば，それは「殺人事件」や「自殺」といったラベルが貼られ，記録・管理されるだけでなく，しばしばマスメディアによって広く報道されて，多くの人びとの耳目に触れることになったりする。

　このように，法・行政・警察組織を含む国家，医療，マスメディアといった近代社会の産物は，死を公的なものとして把握し記録し管理していくことを推し進めてきた側面を持つ。

（3）　私的な死の先鋭化

　こうした公的な死の拡大の一方で，私的な死の領域はますますその範囲を狭めていき，その閉塞性のなかで個々人の死の体験は一人ないしせいぜい家族などの少人数で対応せざるを得ないものとなり，当事者にと

って非常に厳しく負担が大きいものとなっていった。それはいうなれば，「公的な死の拡大」に対して「私的な死の先鋭化」と呼びうる近代化進展の側面である。

　たとえば村落共同体では，大切な人を喪った悲しみは，「野辺送り」と呼ばれる隣人または村総出で死者を埋葬地まで列を作って送って行くといった集合的な儀礼のなかで，様式的な型（あるいは慣習としての「技」）を枠組みとして表出されたり分かち合われたりする，といった形をとることが多かった。しかし，近代化の進展で都市化や核家族化が進み，血縁や地縁による共同体の解体と，それに伴う慣習的な葬送や服喪の様式の変容や衰退が起こった。そして，死別悲嘆は当人および周囲の人びと（家族や友人）でなんとか対処し，社会全体として地方行政や国が支援を提供する責務を負うものではない，というのが現在の日本社会の基本的なスタンスとなっている。

　私的な死の先鋭化は，こうした伝統的共同体が持っていた死にまつわる集合的な慣習や技の喪失だけでなく，近代医療や市場経済の発展のなかで職業として成立してきた葬祭業などによる，「死の囲い込み」と呼びうる現代の流れにも大きく後押しされてきた。血縁や地縁による近親者が家や地域で亡くなっていくのが一般的であった時代，人の死や葬送は，日常的な人とのかかわりあいのなかで展開し目撃されてきた。それはほとんどの老若男女にとって，人生において直接経験するあたりまえの出来事であった。

　しかし，日本人が死に臨む場所は，時代を経るにつれ住み慣れた家や地域を離れて病院へと移っていった。1950年代初頭には，8割以上の人が自宅で亡くなり，病院での死亡は1割以下であったが，1977年には病院死の数が在宅死の数を上回り，現在は約8割の人が病院で亡くなり，自宅での死亡は1割強ほどである（厚生労働省『平成21年（2009）人口動

態統計（確定数）の状況』）。人の死や死にゆく様は人びとが日常生活を送る家や地域から遠ざけられ，医療の専門家や専門機関に囲い込まれることで，直接目撃したり経験したりする機会と時間が減っていった。葬送についても，自宅や親族・近隣者などの手を離れ，専門斎場やプロの葬祭業者の範疇でとりおこなわれることが主流となり，やはり人生において葬送を実際に経験したり目にしたりする機会や時間は減少した。

　囲い込みにより日常や人生から遠ざけられた死は，それが当人やその近親者に直接降りかかってきたとき，非常に縁遠いものになってしまっているからこそ，大きな戸惑いや衝撃をもたらす。この意味で，現代日本のような近代化が進展した社会では，自分や自分の大切な人に降りかかる「私的な死」が，「先鋭化」という言葉が示すように，これまでにない形で鋭い痛みや激しい迷いを伴うものになってきたといえる。

（4）　死の人称態

　公的な死の拡大と私的な死の先鋭化がもたらした状況は，ジャンケレヴィッチ（1978）の「死の人称態」の概念を借りれば，「3人称の死」の拡大と，「2人称の死」および「1人称の死」の先鋭化といいかえられる。

　まず，「3人称の死」とは，交換可能な他人（彼ら）の死，抽象的で無名な死一般であるがゆえに対象化できる死であり，私たちがニュースや調査結果などにより知ることが多いものである。次に，「1人称の死」とは，私自身の死，一度しか起こらず起こったが最後その経験を語ることさえあり得ない対象化できない死であり，私たち一人ひとりにとっての苦悶の源泉である。最後に，「2人称の死」とは，大切な人（あなた）の死であり，私自身ではないが「ほとんど私の死」である。しかし，「1人称の死」と違ってその体験を生きることが一度ならずとも可

能であり，この意味でその死は対象化ができるけれど「3人称の死」のように容易ではなく，やはり私たちにとって深い悲しみや苦しみの源泉となる。

4. 死生学への期待

　死一般はマスメディアなどを介してどんどんありふれたものになる一方で，私の死と大切な人の死は地域のつながりや伝統的な慣習ないし宗教儀礼から切り離され，さらに専門家による「囲い込み」で日常から遠ざけられて，降りかかってきたときの対処は他人である専門家に頼るか，当人や周囲の者たちによる私的な範囲と方法で行うことが当たり前とされる——近代化が進展してあらわれてきたこの新たな死をめぐる状況のなかで，人びとは戸惑い，悩み，答えを求め始めた。そして，こうした求めに応じ，死生をめぐる問題に何らかの指針を示してくれることを，死生学という学問は期待されている。

　具体的には，たとえば私的な死の先鋭化が顕著である死別悲嘆の問題について，死生学は問題の分析と状況改善の力があると考えられている。すでに述べたように，大切な人との死別による悲しみや困難について，現代日本社会では私的に対処することが基本的に望まれる。ただし，社会問題としてとらえられた自殺（自死）・大災害・大事故の遺族や遺児については，社会全体として支援体制を整備すべきものと位置づけられていて，しばしば「心のケア」の専門家が雇用されたり派遣されたりする。また，「遺族ケア」の名のもとに，医療現場でも少なからず死別者を支えようとの動きがある。つまり，死別悲嘆は私的に対処するのに加えて，ある程度は専門家が支援すべきであるとの見方がある。それと，西洋諸国では「グリーフ（悲嘆）・カウンセラー」と呼ばれる専門家による悲嘆ケアの実践があるが，それを日本に導入する動きもみら

れる。

　死別悲嘆を臨床専門家による「心のケア」という文脈でとらえるのがふさわしいのか，社会が全体として死別体験者支援の体制整備を担うべきなのか，あるいは現状どおり基本的に遺族個々人と近親者で対処すべきものと考えてよいのかなどについて，死生学は議論を促進し，状況改善につながる洞察を生みだしてきている（第10・11・13章）。

　ところで，死生をめぐる問題への答えを求めているのは，私的な死の先鋭化に苦しむ一般市民だけではない。死を囲い込むことになった専門家たちもそうであり，特に医療者は多くの問題に直面している。延命医療が発展し，人が以前よりも長生きできるようになった反面，その長生きのあり方がどれだけ人間的であるといえるのか，本人や近親者の希望に叶っているのかが問われるようになり，医療者として何をどのようにどこまですべきなのか，あるいはすべきでないのかといった指針が求められている（第7・8章）。

　この問題は，いわゆる終末期医療や緩和医療と呼ばれる領域と密接に関連しているが，医療における命をめぐる問題は人の一生の終わりだけに限定されるものではない。妊娠を人工的に実現しようとする不妊治療，妊婦の出生前診断，そして妊娠の中絶に関して，何をすることが，どこまですることが適切であるのかといった命の始まりをめぐる議論についても，多くの医療者が現場で答えを模索している（第5章）。

　また，2012年のノーベル医学・生理学賞を山中伸弥京都大学教授が受賞したことで注目されるiPS細胞は，再生医療の発展に大きく寄与するといわれるが，ここでもどこまで何をどのようにしてよいのかという問いがつきまとう。つまり現代医療では，これまで直面することのなかった人の命をさまざまに左右する展開があり，そこには人の命との向き合い方や，命の操作の限度（線引き）や方法に関する議論が起きている。

これは医療倫理，生命倫理，臨床倫理などと総称される問題群だが，死生学はこれらについても有効な方向性を示すことを医療者（そして社会一般）から期待されている（第9章）。

　人びとの死生学への期待には，研究の進展と成果公表だけでなく，教育の設計と実施も含まれている。先述のように，仕事がら死にしばしば直面したり，自分か近親者の死が老いや病いにより現実的に視野に入ってきたりしない限り，人びとにとって死は日常生活や実体験から縁遠いものになっている。特に現代の多くの子どもにとって，死はゲームやマンガやテレビ番組で頻繁に目撃するものの，現実生活のなかで目の当たりにすることは少ないだろう。

　いいかえれば，数限りない「3人称の死」にさらされていながら，「2人称の死」に直面したり「1人称の死」を強烈に意識したりする経験が少ない。また，仮に大切な人やペットを喪うような経験をしていたとしても，それを語る言葉を知らなかったり，表現することを周りが許さなかったりすることが少なくないと思われる。

　こうした子どもたちに，死について学び，感じ，考える機会や枠組みを提供するのも死生学の仕事であるとみなされている。それは死生学において，「デス・エデュケーション」（第12章）とか「死の準備教育」，「いのちの教育」，「生と死の教育」などと呼ばれるフィールドを構成している。デス・エデュケーションは，もともと子どもや死を扱う現場で働くことになる者（医療系の学生や葬祭業者を目指す者など）に対する教育を目的に米欧で発展した。しかし，昨今の日本では私的な死の先鋭化に悩まされる高齢者や死別者が増大にするにつれ，彼らのニーズに応えるべく，一般成人を対象にしたデス・エデュケーションが，市民向け生涯教育を枠組とする公開講座などの形で，むしろ数多く開講されている状況もある。

5. 死生学のフィールド

　これまでの説明から，死生学がおおよそどのようなフィールド（現場）を有するのか想像できたと思われるが，ここであらためて整理しておこう。西洋のサナトロジーやデス・スタディーズにおける伝統的な3大テーマは，終末期医療を中心とした死生のケアや倫理などの臨床医療的問題（第8・9章），死別悲嘆のケアや支援の問題（第10・11章），デス・エデュケーションにまつわる問題（第12章）である。日本の死生学でもこれらは主要なトピックである。これらに加えて，いのちの始まり・選択の問題（第5章），老いの問題（第7章），自殺・自死の予防や遺族ケアの問題（第13章），他界観や儀礼の考察を含む宗教やスピリチュアリティと死生観の問題（第2・3章），死別悲嘆（グリーフ）や宗教の問題とも密接に関連する葬儀・埋葬の問題（第6章），災害・事故・戦争・テロリズム・殺人など人間に降りかかる致死的な暴力の問題（第14章），公的な死の拡大に大きくかかわっている死生をめぐるマスメディアの問題（第4章）も，死生学のフィールドの内にある。本書では，国家が個人に死をもたらす制度としての死刑の問題について取り上げられなかったが，裁判員制度，冤罪、刑務官という仕事にまつわる問題を含む死刑の現場もまた，やはり重要な死生学のフィールドである。

参考文献

井上俊『死にがいの喪失』(岩波書店　1975)
大澤真幸・吉見俊哉・鷲田清一編『現代社会学事典』(弘文堂　2012)
厚生労働省『平成21年(2009)人口動態統計(確定数)の状況』(2010)
　http://www.mhlw.go.jp/toukei/saikin/hw/jinkou/kakutei09/dl/gaikyou.pdf
厚生労働省『平成27年(2015)人口動態統計の年間推計』(2016)
　http://www.mhlw.go.jp/toukei/saikin/hw/jinkou/suikei15/dl/2015suikei.pdf
河野友信・平山正実編『臨床死生学事典』(日本評論社　2000)
島薗進「死生学を臨床現場に活かす」『MEDICO』Vol. 42 No. 1, 1-3頁, 2011
島薗進・竹内整一編『死生学[1]――死生学とは何か』(東京大学出版会　2008)
清水哲郎・島薗進編『ケア従事者のための死生学』(ヌーヴェルヒロカワ　2010)
ジャンケレヴィッチ, V.(仲澤紀雄訳)『死』(みすず書房　1978)
日野原重明・山本俊一『死生学・Thanatology――死から生の意味を考える』(技術出版　1988)
平山正実編『死別の悲しみを学ぶ(臨床死生学研究叢書3)』(聖学院大学出版会　2012)

学習のヒント

1. 死生学に対して自分がどんなイメージと期待を持っているのか考えてみよう。
2. 「1人称の死」,「2人称の死」,「3人称の死」という考え方を復習し,それぞれについて自分がどんな考えや姿勢を持っているか,ふりかえってみよう。
3. 死生学が扱ってきたさまざまなテーマを確認し,自分はどのテーマについて,どんなことを知りたいか,明らかにしたいかについて,具体的に検討してみよう。

2 死生・宗教・スピリチュアリティ

石丸昌彦

≪目標&ポイント≫　死生に関する人びとの問いに答えることは，宗教の重要な役割である。宗教の発信するメッセージが人びとの死生観を支える一方，宗教の側でも他界を求める人びとの心の求めに応じて教義を発展させてきた。今日の世界では，宗教に対する人びとの態度には地域や文化によってかなりの開きがあるが，死生観に対するその影響は依然として大きい。また生命倫理に関する諸問題が浮上するにつれ，あらためて宗教の意義が問われるようになっている。本章では死生と宗教のこのようなかかわりについて考察する。

≪キーワード≫　宗教，他界，キリスト教，仏教，神道，スピリチュアリティ

1. 宗教・他界・死生観

(1) 宗教と死生観

　宗教を定義するのは簡単なことではなく，それだけで一つの学問分野が成立するほどであるが，ここでは詳細に立ち入る必要はない。国語辞典が示す以下のような標準的な定義でさしあたり十分であろう。

①神仏などを信じて安らぎを得ようとする心の働き。また，神仏の教え。
②経験的・合理的に理解し制御することのできないような現象や存在に対し，積極的な意味と価値を与えようとする信念・行動・制度の

体系。

(『大辞林・第三版』三省堂)

　「経験的・合理的に理解し制御することのできないような現象や存在」にはさまざまなものが考えられるが，なかでも「人は必ず死ぬものである」という厳粛な事実は，人間にとって最も重く悩ましいテーマである。
　「人はなぜ死ななければならないのか」「最後は死で終わる人生のなかで，人は何をめざして何のために生きるのか」といった根本的な問いは，人間が自己意識を持つようになって以来，あらゆる時代にあらゆる場所で問われ続けてきた。知識の蓄積と科学技術の進歩は，経験的・合理的な理解・制御の射程を格段に広げてきたが，「死」をめぐる問いの前に無力であることは，現代人も先史時代人もほとんど変わりがない。
　宗教はこうした問いに答えを与え，人びとの不安を鎮めることで役割を果たしてきた。説得力のある死生観を提示することは，宗教にとって不可欠の使命であった。しかしそれは人びとに安心と慰めを与える一方，ときとして荒唐無稽な偽りの答えによって人びとを惑わすものと批判されたり，現実の社会問題から目を逸らさせる「アヘン」(K.マルクス)として指弾されたりすることにもなった。現実の宗教組織が大きな政治的・経済的な影響力を獲得するにつれ，本来の死生観や信念と矛盾する行動をとることも多かった。
　今日の世界を見わたすと，先進地域の多くの国々で宗教離れの傾向が指摘される一方，イスラム圏などでは昔ながらの宗教的熱情を持ち続けこれに従って行動する人びとが多数あり，宗教をめぐる事情は地域と文化によってさまざまである。しかしどの地域においても，人びとの死生観に対して宗教が与えてきた影響はきわめて大きなものであったし，今

日でも宗教の影響を考慮せずに死生観を語ることは不可能に近い。宗教と無縁の生活を送っているようにみえる現代人も、意識しないところでそうした影響にさらされている。自分自身を取り巻くさまざまな宗教の影響を見直してみることは、死生観について考えていくためのよい糸口になるものと思われる。

（2） 他界イメージと死生観

　死生観について考えるもう一つの糸口として、「他界」を挙げておきたい。

　「他界」という言葉の用法は、今日の日本語では「他界する」という動詞に限定され、もっぱら「死ぬ」ことの婉曲(えんきょく)表現として用いられている。なるほど他界とは、人が死んだ後にその魂が行くとされる場所のことであり、亡くなった人びととりわけ祖先が住まうとされた場所であった。そこへ移ることが「他界する」ことだったのである。

　けれども他界の内容はこれに尽きるものではなく、人間の日常生活の彼方あるいは裏側に存在し、目にみえる現実を補完する理想郷や楽園としてイメージされるものでもあった。たとえば、沖縄県から鹿児島県南部の奄美地方にかけて伝わるニライカナイは、他界の一つの典型とされる。ニライカナイは東方の海の彼方にあり、神々の住む楽園である。年初にニライカナイから神々がやってきて豊穣をもたらし、年末にはまたそこへ帰って行く。人の魂もまた誕生時にニライカナイからやってきて、死後はニライカナイへ帰る。そして7代経つと親族の守護神に変わるとされた。ニライカナイはこのように人の魂が生まれる場所であり、祖霊神に生まれ変わる場所でもあった。

　ニライカナイ信仰は、国内のほかの地域にみられる常世（とこよ）の国信仰に酷似している。常世の国については「古事記」「日本書紀」「万

葉集」などに記載があり，古代の日本人の精神生活のなかで確かな存在感を持っていたことがうかがわれる。同様の他界イメージは世界各地の文化圏に広く認められる。ギリシア神話のオリュンポスや北欧神話のヴァルハラは神々の住まう天上の他界であり，英雄たちはしばしば死後そこに迎えられた。同じギリシア神話の地下の冥府（死者の国）も他界である。キリスト教化される以前の西ヨーロッパに広く分布したケルト文化も豊かな他界のイメージを持ち，他界への旅の物語を今日まで残している。

　このように民俗文化において広く認められる他界の存在は，「死んだ後，人はどこへ行くのか」という素朴な疑問に対する素直な答えでもあった。死者の姿は見えなくなっても他界にちゃんと存在しており，現世に帰還したり生きている人間と交流したりできるという考えは，人びとに慰めを与えときには恐怖をもたらしたであろう。他界はまた，「自分はどこから来て，どこへ行くのか」という問いへの答えでもあった。我が国の中世に行われたという補陀落渡海（ふだらくとかい）などはこのような死生観に立ち，他界に理想郷を求め，死を待つことなく自らそこへ渡っていこうとするものであった。

　宇宙の果てまでも科学的に探査できる現代において，合理主義的世界観を身につけた我々が他界の存在を素朴に受け入れることは難しい。それでもなお，このような他界のイメージや他界への郷愁は，多くの人の心のなかに深く存在しているのではないだろうか。自分自身の他界イメージをふりかえってみることもまた，死生観を考えるうえで意味のある作業であろう。

　多くの宗教が説く「天国（極楽）」や「地獄」はこのような他界の一種であり，他界を求める人びとの願いに応じてイメージが形成されてきたものと考えられる。この点を含め，代表的な宗教の死生観について次

にみていくことにしよう。

2. 諸宗教と死生観

（1） キリスト教と死生観

　キリスト教はもともとユダヤ教の一派として始まった。預言者イエスは紀元30年頃に十字架で刑死したが，イエスは救い主（キリスト）であり復活して弟子たちに顕現したとの信仰が，地中海世界に急速に広まって世界宗教となった。西方キリスト教（カトリックやプロテスタント），東方キリスト教（いわゆる正教）を含めた信徒数は全世界で約24億人に達し，世界最大の宗教となっている。

　イスラム教はユダヤ教・キリスト教の流れのうえに，預言者ムハンマド（マホメット）の宣教によって7世紀前半に成立したもので，中東からアフリカ・アジア地域を中心に広まった。ムスリムと呼ばれるその信徒数は17億人近くにのぼり，なお増加しつつある。

　これら三つの宗教（ユダヤ・キリスト・イスラム教）は歴史的な連続性を持つうえ，典型的な一神教として他の諸宗教と異なった性質を共有している。ここでは我が国の文化にも強い影響を与えてきたキリスト教について，その死生観の概略をみてみよう。

表2-1　世界の主な宗教の人口（2014年）

宗　　教	人口（億人）
キリスト教	23.9
イスラム教	16.7
ヒンドゥー教	9.7
仏教	5.2

〔出典：世界国勢図会（2016／17版）」（矢野恒太記念会）〕

キリスト教の伝統的な教義において，人の死はその原罪の結果であるとされる。神に創造された男女一対の人間（アダムとエヴァ）は死も苦しみもない楽園に住んでいたが，神の戒めを破り，楽園の中央にある善悪の知識の木から実を取って食べたため楽園を追放される。このとき，労働や産みの苦しみとともに死が始まった。神に背いたことが原因となって神とともにある永遠の命から離れ，死すべき人間の運命に入ったのである。

　一方でキリスト教は，死を克服する希望も伝えている。使徒パウロによればキリストが再び来る（再臨）とき，キリストに属する者はキリスト同様に復活して新たな霊の体を与えられ，永遠の命に入る。「永遠」とは時間的な永続性のことではなく，罪によって損なわれた創造主との一体性の回復であるという。いずれにせよキリスト教信仰において死は罪の結果であり，キリストによる罪の赦(ゆる)しは必然的に復活の希望につながる。そこに多くの信徒は死を超える希望をみてきた。我が国ではキリストの誕生を祝うクリスマス（降誕節）がよく知られているが，キリスト教圏ではこれと並んでキリストの復活を記念するイースター（復活節）が今日でも盛大に祝われている。

　死後の世界についての描写は聖書のなかには意外に少なく，具体性にも乏しい。ダンテの『神曲』やミケランジェロの『最後の審判』でよく知られた天国・地獄・煉獄(れんごく)のイメージは，むしろその後のキリスト教会の歴史のなかで次第に形成されていったものである（図2-1）。前述のように，他界を求める人びとの心理がそこに働いているのであろう。

　人びとは死後，天国に入ることを願ってこの世の生活を整えた。キリスト教本来の考え方によれば，「善いことをたくさんすれば天国に入れる」（行為義認）わけではなく，「ただキリストを信じる信仰によってのみ救われる」（信仰義認）のであるが，この筋目は現実にはしばしば曖

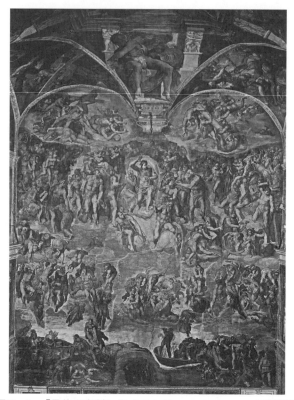

図2-1 『最後の審判』(ミケランジェロ：システィーナ礼拝堂)

昧になり、そのことがルターらによる宗教改革の一因ともなった。

　キリスト教の死生観の一つの特徴は、後述の仏教と違って輪廻転生を認めないことである。歴史には初め（創造）と終わり（再臨と審判）が明確に存在し、歴史も人生もただ一回のものである。したがって前世の因縁といった思想や、来世のために善を積むという考え方は、本来は生じる余地がなく、一回だけの人生において救いを得られるかどうかが問題とされた。

キリスト教の死生観のもう一つの特徴として，命はもっぱら神によって与えられるものであり，人は人の命を自由にできないとの認識が挙げられる。旧約聖書に記された十戒のなかに「汝(なんじ)，殺すなかれ」とあるのもそのあらわれであるが，生命を奪うことばかりでなく，人の誕生や死のプロセスに人為的な介入を行うこと全般に対し，神の領域を侵すこととしてキリスト教会は慎重な姿勢をとってきた。

死を罪の結果ととらえその克服を教義の中心に据えることや，命は神の賜物であって人はこれを自由にできないといった考え方は，日本人には違和感をもたらす面もあるだろう。しかしホスピスケアのように正面から死と取り組むことを余儀なくされる現場では，大きな力を発揮してきた。また，生命倫理に関してさまざまな問題が提起されるなかで，今日あらためて注目されることも増えている。

（2） 仏教と死生観

仏教はバラモン教の伝統を背景として，紀元前6世紀頃に北インドで成立した。開祖である釈迦（ゴータマ・シッダールタ）は四苦（生・老・病・死）などの苦難に満ちた人の生の現実に目を向け，そこから解脱する道を追求してこれを説いた。

インドでは仏教以前から輪廻転生の思想があって，命あるものは死後もなんらかの別の存在に生まれ変わり，際限なく転生を繰り返すと考えられていた。人はこのような輪廻のなかに囚(とら)われている限り，どこまでも不自由な束縛された存在であり続ける。輪廻は再生の希望を与えるものではなく，むしろ苦痛の反復をもたらすものと考えられた。

仏教は，そのような輪廻の世界から抜け出して（解脱），二度と生まれ変わることのない安らかな境地（涅槃(ねはん)）に到達することを究極の目標とした。そして，そのためには諸行無常（あらゆるものはうつりかわ

る)・諸法無我(いっさいのものごとは不変の個性や実体を持たない)という世界の根本法則を正しく理解し、我欲や執着(煩悩)を捨て去って悟りを開くことが肝要であると説いた。また、ものごとには必ず原因と結果があり、行為・行動はすべてそれに応じた結果を生むとする因果応報の考え方(因果論)を基本に据え、これに基づいて善行を積むよう勧めたが、これはしばしば「親の因果が子に報いる」といった宿命論と誤解されることが少なくなかった。いずれにせよ、キリスト教がイエス・キリストとの人格的つながりに救いを求めるのに対し、仏教は真理を覚知して悟りを開くことの重要性を説くところに大きな特徴がある。

　それでは仏教は、死についてどのように教えるのだろうか。諸法無我の教えによれば、個人の自己意識や現世の命もまた実体のないものである。火が消えれば火は存在しなくなるのと同様、人が死ねばその存在もなくなるであろう。それが死なのである。このように、仏教本来の教えには魂と肉体といった二元論はなく、肉体の終わりが精神の終わりでもあった。ただし、死は最終地点ではなくて輪廻転生の次のステップへの通過地点に過ぎず、生死の苦しみは来世でまた繰り返されることになる。そして、このような生命の実相をありのままに受け入れ、生死への執着を捨て去って解脱することが、苦悩から解放される道とされる。キリスト教が死を実体的にとらえ、復活によるその克服を説いたのとは対照的といえよう。

　とはいえ仏教はキリスト教以上に長い歴史を持ち、インドから中国を経て我が国に伝来する間にさまざまな発展と変遷を遂げてきた。伝来の後も我が国で固有の成長を遂げて多くの宗派を産み出しており、その所説をひとまとめに論じることはきわめて難しい。ここでは、釈迦本来の教えや諸宗派間の異同はひとまず置き、仏教が総体として日本人の精神生活に与えた影響を、死生観と関連の深い具体的なことがらに絞ってみ

てみよう。

　まず，火葬の習慣が挙げられる。我が国において火葬が普及したのは8世紀頃であり，6世紀に伝来した仏教の影響があったものとみられる。死者が肉体への未練を去って，立ち上る煙とともに速やかに成仏できるよう計らうのが，仏教における火葬の意義であるという。世界的にみれば火葬を勧める宗教は少数派であり，儒教のようにこれを明瞭に禁止する例もあるほか，キリスト教圏でも遺体を傷つけるものとして忌避される傾向が強かった。そのなかで日本人が多年にわたって火葬を行ってきたことは，仏教の影響によるところが大であろう。日本人はこの習慣を通して，命のはかなさや人生の無常を繰り返し学んできたとも考えられる。

　暦のなかで「盆（お盆）」を大事にする習慣も，仏教と関連するものである。盆は旧暦7月15日前後に先祖の供養を行うものであり，仏教以外の要素を多く含んでいるものの，仏教の盂蘭盆会（うらぼんえ）と結びついて定着してきた。盂蘭盆会はサンスクリット語のullambanaの音訳とされ，「倒懸（さかさにかかる）」の意味があるという。成仏できず，逆立ちの状態で宙吊りになったような苦しい状態にある祖霊を，慰めて供養するのが原義である。迎え火とともに祖霊を迎え，送り火とともに送り出す盆の風習は，この季

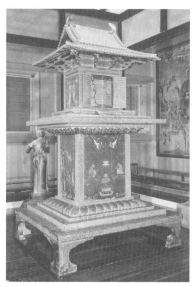

図2-2　玉虫厨子（法隆寺蔵）
（写真提供：京都　便利堂）

節に帰省する習慣とあわせ日本人の生活に深く定着している。

　輪廻転生の思想は前述のように仏教固有のものではないが、仏教とともに伝わって広く普及し「生まれかわり」の考え方を助長してきた。仏教の経典のなかには釈迦の前世における物語（いわゆる「ジャータカ」）がおさめられている。釈迦の前世の姿である薩埵王子（さったおうじ）が飢えた虎の親子を救うため、身を投げて虎に与えたという捨身飼虎の物語はよく知られた例であり、7世紀に制作されたとされる玉虫厨子（図2-2）にもその場面が描かれている。輪廻転生とあわせ、前の世の行いの善し悪しが次の世の幸不幸を決定するという因果応報の思想も、同様に日本人の精神生活に強い影響を与えた。

　仏教はまた、地獄・極楽のイメージを人びとに与えるうえでも大きな役割を果たしてきた（図2-3）。ことに、悪行の報いとして課せられる地獄の責め苦の恐ろしさは、人びとの道徳心を律する根拠となった。こうした死後の世界のイメージが、開祖である釈迦の教えよりも、その後の仏教の発展興隆のなかで強調されてきたことは、キリスト教の場合と類似している。

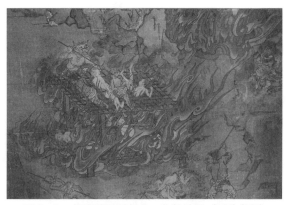

図2-3　極楽地獄図部分・焦熱地獄（長岳寺蔵）

我が国の仏教は神道とすりあわされ，神仏習合の形で人びとの生活のなかに定着してきたことも特筆に値する。（第3章参照）

（3） 神道と死生観

神道を宗教として意識することは，我々日本人にとってやや違和感のあることかもしれない。しかし，本章の冒頭に述べたような定義に照らすならば，それはやはり宗教の一つとして扱うべきものである。

神道は，キリスト教や仏教などのようにカリスマ的な開祖（教祖）によって開かれたもの（創唱宗教）ではなく，古来の民俗や文化のなかで徐々に発生してきたもの（自然宗教）であり，したがって聖書や仏典のような明確な教義や教典を持たない。むしろそれは新年の初詣にみられるように，文化や習慣のなかに浸透して日本人の生活の一部となっており，このためことさら宗教と意識することが難しいのであろう。

神道という言葉は「惟神の道（かんながらのみち）」に由来し，「神々とともにある」との意味であるという。祖霊や死者，自然物（山，巨石，巨木など）や自然現象（嵐，雷など）が神々とされるほか，衣食住や生業，国土開拓など生活のあらゆる方面にわたって，八百万（やおよろず）と呼ばれる無数の神々が存在する。キリスト教・イスラム教などの一神教とは対照的な多神教であり，森羅万象のすべてに神が宿るとするアニミズム的な世界観がそこにみてとれる。

季節の祭礼や新嘗（にいなめ）祭などは，このような神々に対する豊穣祈願や収穫感謝の意味を持ち，同時に地縁・血縁で結ばれた地域共同体の統合の絆としても機能してきた。全国で80,000社を超える大小の神社や，それを囲んで設けられた鎮守の森はそのような絆の象徴であったが，鎮守の森は防災や生態系保護の観点からあらためて注目されている。

神道において人の死と生はどのように位置づけられていたか，上述の通り神道にはそれを体系的に説く教典は存在しない。けれども神道的なものの考え方は，さまざまな古典のなかに読みとることができる。そのような古典の最初のものである「古事記」について，その世界観と死生観をみてみよう。

　「古事記」の一つの特徴は，自然発生的な世界観をとっていることである。創造神の意志と計画によって全宇宙が「創られた」とする聖書とは対照的に，「古事記」では神々自身が自然発生的に「成った」とされる。そして夫婦神である伊邪那岐命（イザナギノミコト）と伊邪那美命（イザナミノミコト）の交合によって，数多くの神々が文字通り続々と産み出されていくのである。

　そのような「国生み」の営みのさなか，イザナミは火の神を産む際に大やけどを負って死んでしまう。これを嘆いたイザナギは黄泉の国までイザナミを追って呼び戻そうとするが，黄泉の闇のなかでイザナミの言葉に背いて灯りをともしたとき，そこに見たのは腐乱して無残に変わり果てたイザナミの骸（むくろ）であった。イザナギは恐怖に駆られて逃げ出し，憤怒に燃えて追ってくるイザナミと黄泉の軍勢をあやうくかわすと，黄泉比良坂（よもつひらさか）に巨大な岩を置いてイザナミを黄泉の国に封印してしまう。

　イザナミが岩戸越しに「地上のあなたの国の民の命を毎日千人ずつ奪ってみせる」と呪いの言葉を投げかけるのに対して，イザナギは「地上のわたしの国では毎日千五百人が産まれるであろう」と言い返すのであった。

　このくだりを読むとき，人の生と死についての「古事記」の見方が浮かびあがってくる。

　まず，死に対して「罪に対する報い」といった意味づけは行われず，

一つの自然現象（ここでは出産という営みにつきものの災難）として理解されている。また，死は黄泉の国という「他界」への移動とイメージされていることもうかがわれる。

　さらに特徴的なのは，イザナミの骸（むくろ）に関する凄絶な描写である。このことは，神道において死が「穢（けが）れ」として忌まれることを想起させる。神道は一般に清潔を重んじて穢れを嫌う傾向が強く，穢れを清める「禊（みそ）ぎ」の習慣はそのあらわれであるが，死もまた一つの穢れなのである。会葬から帰宅して家に入る前に塩で身を清める習慣や，このための塩を会葬者に配ることなどは現在でも行われる。また身内に不幸があった後，49日間は聖域である神社への参拝を控える習慣なども知られている。（49日間という日数は，仏教的な法事の暦の影響であろう。）イザナミの骸に関する「古事記」の凄絶な描写は，死を穢れとするこのような考え方を象徴的にあらわすものといえよう。

　さらに，黄泉比良坂におけるイザナミとイザナギの離別のやりとりは，生と死の起こりに関する神話的説明であると同時に，死の力に勝る現世の生命力の賛歌でもあるだろう。死そのものを克服する道はないが，死に勝る勢いで生を充実させることによって地上の国は繁栄していくのである。

　このように，「古事記」にみられる生と死のとらえ方は一貫して自然発生的なものであり，これに素直に身をまかせるのが人の道であることを示唆している。それはすがすがしい潔さを感じさせるものであるが，死と対決しこれを克服するといった姿勢にはつながりにくい。このような神道の考え方は，生への執着を捨てて諸行無常の現実を受け容れることを説く仏教と比較的折り合いがよく，それが神仏習合を可能にした一因でもあると考えられる。

3. 現代の様相―死生・宗教・スピリチュアリティ

（1）宗教と世俗的ヒューマニズム

　以上にみてきた通り，宗教の教えのなかには生死についてのさまざまな考え方が表現されている。宗教に帰依する者もそうでない者も，宗教が発信するこのようなメッセージに多かれ少なかれ影響されながら，自分自身の死生観を形づくってきた。「日本人は無宗教である」とよくいわれるが，これは「特定の宗教に自覚的にかかわる人が少ない」というほどの意味であり，宗教のさまざまな影響のなかで生活してきたことはほかの国々と変わりがない。

　先にも述べたように，人びとの宗教に対する態度は地域や文化圏によってかなり違いがあるが（表2-2），先進国などでは過去の時代に比べて宗教離れの傾向が認められ，神の存在や死後の世界そのものに懐疑的な人びとも増えている。このような立場をあらわすのに，最近は「無神論者 atheist」という否定的な響きを避け，「世俗的ヒューマニスト secular humanist」という言葉が使われることがある。生と死の問題をはじめとする人生の重要課題に対して，宗教にとらわれない自由な立場から取り組もうとする姿勢をあらわしたものである。

　こうした動きを端的に示す例として，葬儀のあり方の変化が挙げられる。人生の締めくくりともいえる葬儀は，従来は何らかの宗教の形式に則って行われるのが通例であり，我が国の場合は圧倒的に仏教式が多かった。次章でも述べるように，そもそも葬儀のあり方などについて生前から考える習慣が乏しく，これを既成宗教まかせにしてきた面もあるだろう。しかし最近では宗教色を排した葬儀を望む人や，葬儀そのものを行わない人も増えてきている。埋葬に関しても宗教施設の付属墓地に納骨する代わりに，火葬後の遺骨を砕いてその灰を海や山に撒く散骨を望

表2-2 宗教に対する世界の人びとの考え方や態度

	A（％）	B（％）
スウェーデン	83	25
日本	73	52
ロシア	63	48
韓国	54	37
アメリカ合衆国	33	20
イタリア	26	18
インド	17	7
イラン	16	1
ナイジェリア	5	1

〔出典：A：「宗教は重要ですか？」との問に対して「いいえ」と答えた人の割合（ギャラップ世論調査　https://worldview.gallup.com/default.aspx　2009年1月17日アクセス）B：「宗教をもたない」と答えた人の割合（電通総研・日本リサーチセンター編「世界60カ国価値観データブック」同友館2004）〕

む人があるほか，墓碑を建てずに遺骨を樹木のもとに埋葬する樹木葬などが関心を集めている。同様の動きは海外諸国からも伝えられており，「生を終えて自然に還る」というあり方が宗教を超えて広く人びとの共感を呼ぶ様がうかがわれる。

　死生観がすべての人びとに共通のテーマであるとすれば，今後は諸宗教の動向とあわせ，世俗的ヒューマニズムの立場からの発言や行動がいっそう重要になっていくであろう。

(2) ホスピスケアと宗教

　最近の我が国では国民の約3人に1人ががんで命を落とすとされ，このことががんの告知の一般化とあいまって，死に対する準備が求められ

る背景となっている。がんの患者においては,「死後の世界」や「生まれ変わり」を信じる人の割合が一般人口よりも有意に低いという調査報告がある(中川 2012)。死を現実のものとして意識するとき,人の死生観がしばしば動揺し吟味を余儀なくされることの一つの証拠であろう。

　ホスピスは死を迎える者の「みとり」を行うという特性上,この種の問題に日常的に直面する職場である。重い病気で余命を宣告されれば,誰しも死への恐怖や死後の世界をめぐる不安を抱き,自分の人生の意味について考えざるをえなくなる。そのような不安や恐れはしばしば「スピリチュアルな痛み」と呼ばれ,誰にとっても避けがたいものである。

　しかし従来の医療においては病気の治療には力が注がれても,スピリチュアルな痛みへの対応は医学の対象外として放置され,患者個人の孤独な戦いに委ねられることが多かった。これに対してホスピスケアはスピリチュアルな痛みに正面から対峙し,魂の問題に配慮しつつ最後まで人間的な医療を実践することを目指している。

　聖隷三方原病院(院内独立型ホスピス,1981年開設),淀川キリスト教病院(院内病棟型ホスピス,1984年開設)など,我が国でホスピスケアの先駆けとなった施設はいずれもキリスト教主義のものであり,前述のようなキリスト教の信仰に基づいてケアを行った。ただしこれらのホスピスは,キリスト教の信者でなくとも利用することができる。利用者は施設内で行われる礼拝に参加でき,あるいは居室のスピーカーで礼拝の様子を聞くことができるが,希望しない者は聞かずにいることも自由である。このように利用者の個性と希望に配慮しつつ,宗教的な立場からの援助が提供されていた。

　その後,仏教など他の宗教に基づくホスピスも数多く設立されたが,ホスピスが次第に増加して378施設7,695床に及び(2016年11月15日現

在，日本ホスピス緩和ケア協会による），在宅ケアでのホスピス活動も活発化するにつれ，特定の宗教的立場を持たないホスピスが多くを占めるようになっている。このことは日本の社会のなかでは自然な流れともいえるが，宗教的背景を持たずに死をみとり，あるいはみとりを支えることには，特有の難しさがある。我が国のホスピスは，身体面でのケアが充実しているのに比べ，死生観の問題を含む魂のケア（スピリチュアルケア）が不十分であるとの指摘もあり（小原　1999），今後の課題と考えられる。

(3) スピリチュアリティとスピリチュアルケア

前項で出てきた「スピリチュアルな痛み」や「スピリチュアルケア」などのように，スピリチュアルという言葉を耳にすることが増えている。その意味や沿革について簡単にみておくことにしよう。

そもそもスピリチュアルは英語の形容詞 spiritual，スピリチュアリティは名詞 spirituality に由来する。前述の世俗的ヒューマニズムの高まりを背景として，1970年代からアメリカなどでスピリチュアリティへの覚醒が若者らの支持を集めるようになり，1990年代以来我が国でも静かなブームを呼んだ。超常現象への皮相的な関心や，カリスマ的なリーダーへの熱狂的な傾倒につながる面もみられるものの，目にみえる現実の背後にある超越的な存在や原理を求め，心の内奥にある魂の問題に取り組もうとする心理が流行の背景にあることは確かであろう。

「スピリチュアル」「スピリチュアリティ」を和訳すればそれぞれ「霊的な」「霊性」などとなるが，これらの言葉が日本語としては生硬で耳慣れないためもあり「スピリチュアル」とカタカナ表記されることが多かった。しかし英語の spiritual や spirituality は少しも新奇な言葉ではなく，それどころか古く長い歴史的背景を持っている。

これらの語根であるスピリット spirit は「ファイティング・スピリット」などの言葉からわかるように「精神」あるいは「魂」という意味であるが，もともとラテン語の spiritus に由来する。spiritus は「霊」という意味を持ち，キリスト教の三位一体論において父なる神，子なるキリストと並び称せられる「聖霊」こそ神の霊 spiritus であった。神の霊は人に働きかけてさまざまな精神活動を引き起こし，とりわけ人の良心や道徳性の源泉となるものと考えられ，そこから人の魂 spirit という用法が分化したのである。

　このような背景があるため，今日でも spiritual という言葉は宗教的 religious の同義語として用いられる場合が多い。他方では，既成の宗教にとらわれない形で良心や死生の問題を見つめていこうとする現代的な世俗的ヒューマニズムの流れがあり，そのような文脈で勃興したのが1970年代アメリカのスピリチュアリティへの多様なアプローチであった。医療におけるスピリチュアルケアにもこれと並行した動きが起きており，患者のスピリチュアルな痛みに対応するために宗教関係者が医療にかかわることを求める伝統型のスピリチュアルケアを起点として，特定の宗教にこだわらない形を模索する方向へと進んでいる。（日本人にとってのスピリチュアリティの意味については，第3章であらためて論じる。）

　いずれにせよスピリチュアルケアは，英米ではパストラルケア pastoral care（牧会ケア），ドイツではゼールゾルゲ Seelsorge（魂への配慮）などと呼ばれ，それを受けることは患者の権利であり，それを提供することは医療機関の責務であると考えられるようになっている。

　なお，医療におけるスピリチュアリティを考えるうえで転機となるできごとが20世紀末に起きた。WHO（世界保健機関）は1948年に，健康とは「身体的，精神的，社会的に完全に良好な状態」のことであるとす

表2-3　WHOによる健康の定義とその修正案

> Health is a <u>dynamic</u> state of complete physical, mental, <u>spiritual</u> and social well-being and not merely the absence of disease or infirmity.
>
> 健康とは，身体的・精神的・<u>霊的</u>・社会的に完全に良好な<u>動的</u>状態にあるということであり，単に病気ではなく病弱でもないということに尽きるものではない。
>
> ※　下線部が1998年に提案された修正（加筆）案，これを除いたものが1948年制定の現行の定義。

る定義を提唱し，その高い理想を世界に示した。しかし1998年になって，この定義に spiritual と dynamic を加え，「身体的，精神的，霊的，社会的に完全に良好な動的状態」とすべきであるとの提案がなされたのである（表2-3）。提案に積極的だったのはイスラム圏やアフリカ諸国の代表であり，これらの地域の人びとにとって人間の尊厳や生活の質を追求するためには spiritual の次元が不可欠であることが印象づけられた。

この提案はさまざまな事情から WHO 本会議での採択に至らなかったが，スピリチュアリティの重要性が公的な場面で強調される重要なきっかけとなった。がんに限らず，重篤な病は必ずスピリチュアルな痛みを伴うものである。したがって，スピリチュアルケアもまたホスピスなど限られた場面に限って要請されるものではなく，医療の不可欠の要素としてあらゆる場面で追求されねばならないだろう。

科学技術が人の手に余る勢いで進歩を続ける現代において，スピリチュアルな視点が求められる場面はかえって増え，そのあり方は複雑化している。生命倫理（第5，6章），自死の問題（第13章），戦争のもたらす不条理（第14章）などについて，既成宗教の側からの発言に学びつつ，それぞれの考えや決断に従って自前の思想を構築していくことが一人ひとりに求められている。

参考文献

熊野純彦・下田正弘　編『死生学（2）死者と他界が照らす生』（東京大学出版会　2008年）
土井かおる『よくわかるキリスト教』（PHP研究所　2004）
松尾剛次『仏教入門』（岩波ジュニア新書　1999）
谷川健一『日本の神々』（岩波新書　1999）
小原信『ホスピス ──いのちと癒しの倫理学』（ちくま新書　1999）
中川恵一「がんと死生観」（死生学研究17号　pp. 325-344, 2012）
小松美彦・土井健司　編『宗教と生命倫理』（ナカニシヤ出版　2005）
池永昌之，淀川キリスト教病院『緩和ケアマニュアル第5版』（最新医学社　2007）
ヴァルデマール・キッペス『スピリチュアルケア』（サンパウロ　2010）

1. 宗教を一つ取り上げ，その死生観について調べてみよう。
2. 宗教的背景を持たないホスピスにおいて，死生観に関する利用者の悩みや疑問に対応するには，どのような工夫をすればよいか考えてみよう。
3. 尊厳死や遺伝子操作など生命倫理にかかわる問題について，さまざまな立場からの発言を調べながら自分自身の考えをまとめてみよう。

3 | 日本人の死生観

石丸昌彦

≪目標&ポイント≫　本章では日本人の死生観を歴史的に展望する。突発的に災害をもたらす自然条件や，仏教・神道と先祖の祭り，儒教と武士道などの文化的背景は，日本人の死生観に強い影響をもたらす要因であった。明治維新以降の日本人は，開国に伴う大量かつ急速な情報の流入によってアイデンティティの動揺を来し，そのなかで死生観もまた大きく揺さぶられた。戦時体制下には偏った死生観が個人に押しつけられ，その反動として戦後は長らく死生観不在の時代が続いたが，近年ようやく冷静な目で生と死を見つめ考える機運が醸成されつつある。
≪キーワード≫　自然災害，神仏習合，武士道，文学，スピリチュアリティ

1．近代以前

　人の心のあり方や思考・認識の枠組みは，先立つ時代から受け継がれてきた伝統に強く影響される。ことに死生をめぐる観念は人の心の深層に根をおろしており，過去の体験の蓄積を吸いあげつつ生成されるものであるから，現代の人間も知らず知らずのうちに過去の影響を強く受けているものと考えられる。

　残念ながら，日本人の死生観に関する書籍や資料の大半は明治以降の近代に関するものであり，時代をさかのぼるにつれて情報は急速に乏しくなるから，死生観をめぐる歴史を振り返ることは容易ではない。

　この節では，今日の日本人に強く影響を及ぼしていると思われる要因

を，我が国の歴史のなかからいくつか拾ってみていくこととする。

（1） 日本の自然条件

　日本の国土はいわゆるモンスーン地帯にあり，日照と降水量に恵まれて豊かな実りを約束する一方，大きな自然災害に見舞われる危険が常にあった。台風による風水害と地震の惨禍はその代表的なものであり，このような巨大災害が穏やかで平和な日々のなかに突如として介入してくることは，日本人の生活と思考の様式に大きな影響を与えてきた。

　天災は突然襲ってきて大きな惨禍を残すが短時間の後には過ぎ去っていき，その後はまた何ごともなかったかのようにのどかな日々が戻ってくる（「台風一過」）。それは慈愛に満ちた母なる自然の，恐るべき豹変と受け止められたであろう。近代以前の人間には台風の襲来を予測することは不可能であったし，地震については今も事情に大差はない。「天災は忘れたころにやってくる」（寺田寅彦）とは防災への備えを説いた言葉であるが，計画的な備えでは防ぎきれない自然の猛威に対する恐れをそこに読みとることもできる。

　このように気まぐれな自然災害の危険に絶えずさらされるなかで，日本人は運命を甘受する受動性や，過ぎたことは水に流して忘れるあきらめの良さを身につけるとともに，一夜明ければ再び前向きに進む楽天的な勤勉さを培ってきた。明治期の「お雇い外国人」として日本の医学教育の設立に貢献したドイツ人ベルツが，来日直後の東京で大きな火災の後に見いだしたのは，このような民衆の姿であった。

　こうした観察からさらに踏み込んで，日本の社会そのものが防災共同体の性格を色濃く備えており，欧米型の政治共同体と対照的であると指摘するものもある。一方で自然の猛威の前での人間の無力は，後出の『方丈記』にみられるように無常観や現世忌避・来世待望を促すものと

しても作用した。自然のもたらすインパクトはこのように多様かつ深いものであり，阪神淡路大震災や東日本大震災はそのことをあらためて想起させたともいえるだろう。

（2）　日本人の宗教的背景―仏教・神道・固有信仰

　第2章でみたとおり，仏教は6世紀に我が国に伝えられた。奈良・平安時代の仏教は国家鎮護に重点があり，災厄を鎮め安寧と繁栄をもたらすものとして朝廷に厚く保護されたが，人びとの精神生活のなかでも次第に重要な意味を持つものとなっていった。

　11世紀に摂関政治の最高権力者として君臨した藤原道長は，栄耀栄華を極めた生涯の晩年に死後の世界に対する不安にとりつかれ，自ら建立した法成寺阿弥陀堂の本尊の前に病床を設け，阿弥陀如来の手から五色の糸を自分の手に結んで臨終を迎えたという。いわゆる末法思想が喧伝された時代に，仏にすがって死後の安寧を願った心情をよくあらわす逸話である。

　12世紀に活躍した平清盛とその一族の盛衰を描く『平家物語』は鎌倉時代に成立したもので，仏教的な「諸行無常」の思想と，現世の禍福は前世の行いによって決まるとする「因果応報」の考え方が全編を貫いている。ほぼ同じ時期に鴨長明によって書かれた『方丈記』は随筆文学の傑作とされ，うち続く疫病や災害のなかに世の「無常」を観じつつ，執着を捨てて悟りに達することを願う心境を著している。現実生活の不条理や苦難に直面するにあたって，仏教が中心的な原理となっていたことがこれらの作品からもうかがわれる。

　12〜13世紀にはいわゆる鎌倉新仏教の諸宗派が起こった。臨済宗や曹洞宗などの禅宗は，座禅という素朴で厳しい修行を通して悟りに達することを目ざし（自力本願），武家のなかに多くの支持者を見いだした。

また,浄土宗・浄土真宗・時宗・法華宗などは,念仏や題目を唱えることによって誰でも救われるとする平易な教え(他力本願)が庶民に広く受け容れられた。このように我が国固有の展開を加えて多様性を増しながら,仏教は日本人の精神生活のなかに深く浸透していった。

　神仏習合という現象も見逃すことができない。この動きは奈良時代に始まったもので,平安時代には「仏が衆生を救うために,仮の姿となったのが日本の神々である(たとえば大日如来が天照大神となった)」とする本地垂迹説が唱えられた。仏教が広まる際に在来の神道との融合をはかったことが起源と考えられるが,仏教が浸透するにつれて多くの日本人の受け容れるところとなった。神棚と仏壇,神前結婚式と仏式葬儀の併存などは,その端的なあらわれといえる。

　そして,このような空気のなかで祖先の祭りを行うことが,いつの頃からか日本の家庭の大切な営みとなった。仏壇に供えられた位牌は亡くなった祖先の代理物であり,位牌の前には小さな食膳や供物が備えられた。春・秋の彼岸には墓に詣で,盆には他界から家に戻ってくる祖霊を迎えまた送る。いつかは自分もそのうちに加えられることを意識しつつ,寺(仏壇)や神社(神棚)で氏神となった祖霊を祭ることが日本人の死生の原風景となり,つい最近まで続いてきたのである。後述の柳田國男が「常民」の「固有信仰」と称したのは,このような風景であった。

(3)　武士道

　武士の存在は日本の歴史を特徴づけるユニークなものであるが,そのあり方は発生から終焉までの約800年間にかなりの変遷を遂げている。鎌倉時代の武士の主従関係は,ヨーロッパの封建制と同様に土地を仲立ちとする双務契約の側面が強く,室町時代もおおむね同様であった。し

かし戦国時代を経て江戸時代に入ると、将軍を頂点とする幕藩体制のもとで武家の社会はより一律に統制され、家臣の主君に対する全面的・永続的な忠誠が求められるようになった。その精神的な支柱となったのは儒教である。

儒教は孔子（紀元前5世紀頃）以来長い歴史を持つ中国由来の思想であるが、なかでも江戸幕府が尊重したのは鎌倉時代に宋から伝えられた朱子学の系統であり、その大義名分論であった。士農工商それぞれの身分にふさわしい徳目、とりわけ支配階級としての武士のモラルは朱子学によって裏づけられた。1900年に『武士道』を英語で著してこれを世界に紹介した新渡戸稲造は、武士道の最大の源泉として儒教を挙げ、「孔子と孟子の言葉は武士の心の中に永遠のすみかを見いだしていった」と記している。そして勇気・名誉・忠義などの武士道の徳目を儒教の教えに沿って解説し、これらを実践するためには命を惜しまず自己犠牲を厭わない武士の死生観を、普遍的な価値を持つものとして称揚した。

武士の死生観をうかがわせる資料としては『葉隠』もよく知られている。『葉隠』は江戸時代中期の1710年代に佐賀藩の山本常朝が書き残したもので、一身を捧げて主君への忠誠をつくすための心得について平易に説いている。冒頭に置かれた「武士道といふは、死ぬことと見つけたり」という言葉があまりにも有名なため、もっぱら死を賛美するものと思われがちであるが、死が常に身近にあることをわきまえて日々これに備えるよう勧める人生訓の側面も見逃せない。memento mori というラテン語の諺があり、「死を思え」あるいは「汝、死すべきものであることを覚えよ」などと訳されるが、『葉隠』をこれと重ねて読むこともできよう。

武士にとって戦場での落命は覚悟のうえであり、平和時にも何らかの事情で責任を問われれば、即日切腹を命ぜられることも現実にあった。

切腹は外国人には奇怪な風習と映り，日本の未開と野蛮の象徴とみられがちであったが，新渡戸は前掲書のなかでこれを「みずからの誠実さを示すための儀式典礼」であると説明し，その精神は古代ギリシアやローマの哲人の自死にも通じると論じている。

　武士道は江戸時代の身分制度下における武家固有のモラルとして発達したが，明治維新によって身分制度が解体された後も，軍人の多くは忠誠の対象を天皇という新たな主君に置き換えつつこれを継承した。軍人に限らず日本人一般の死生観のより所として，武士道が一定の影響を持ち続けたことについては後述する。

（4）　文学とそのほかの芸術

　日本の文学の歴史は古く長い。8世紀の記紀万葉から，平安時代の説話や女流文学，中世の軍記物語や和歌・連歌，近世の俳諧や浮世草子など多彩な伝統のうえに，明治維新以降は欧米の影響を受けた近代文学が興隆して現代に至る。その広がりと深さは世界にも類がないほどである。

　このように豊かな日本の文学的伝統は，同時に日本人の死生観の貴重な記録ともなっており，先に挙げた『方丈記』や『平家物語』はその一例といえる。このことは近代に入っても同様であり，困難な状況のなかで自らの死生観を吟味しつつ生き延びる道を探る人びとの姿が，多くの作品のなかに残されている。そもそも文学という営みは，死と隣り合わせの人の生を描く作業を通して，死生観の形成に常に参与しているともいえるだろう。最近では映画・音楽・さらには漫画などのサブカルチャーも，しばしばこうした役割を果たすものとなっている。

　本章ではごく少数の例を断片的に挙げるに留めるが，日本の文学や芸術を死生観の観点から振り返ってみることは，きわめて有意義な作業で

あろう。

2．明治から昭和まで

（1） 過渡期の日本人

　前節に述べたさまざまな流れを背景として，江戸時代末期頃の日本人の死生観は，ある種の安定状態に達していたと想像される。習合した形での仏教と神道が日本人を広く覆い，武家の場合は儒教の影響が加味された武士道に強く律せられていた。こうした死生観に支えられながら，間断なく訪れる飢饉(ききん)・天災・疫病などに我慢強く耐えて生き延びていくのが，大半の日本人の実情であっただろう。

　明治維新に始まる我が国の近代化は，このような日本人の精神生活に大きな変化をもたらした。長い鎖国の後に解放された門戸から，欧米のさまざまな思想が一斉に流れ込んできた。死生観との関連では，仏教や神道とは異なった世界観を持つキリスト教と，自然科学に裏づけられた近代合理主義が特に重要であったと考えられる。

　キリスト教については，江戸時代初期に急速に勢力を伸ばした後，幕府の厳しい弾圧によってほぼ根絶されたカトリックに代わって，明治維新以降はアメリカなどを拠点とするプロテスタント諸教派が活発に伝道を行った。仏教諸派が江戸時代の寺請制度のもとで統治機構に組み込まれ，本来の宗教的な情熱を鈍らせていたのに対して，キリスト教宣教師の精力的な伝道や社会活動は目覚ましく，神の前に個人として立つ信仰のあり方が人びとを魅了した。

　一方では近代的な技術科学とともにこれを産み出した合理主義的なものの見方が導入され，人権思想や進歩的な政治思想，社会主義・共産主義・無政府主義，無神論的な世界観などまでが一時に流入し，従来のあり方や考え方を根本から見直すことを促した。さらに，これらに触発さ

れる形で日本の伝統的な思想を再発見・再評価する動きも起き，日本人の精神世界は百花繚乱(りょうらん)の活況を呈することになる。

　この時期はまた，日本人が自己のアイデンティティの再構築を迫られる困難な時代であり，歴史上まれにみる過渡期でもあった。同様の状況は第二次世界大戦に敗れた後の時代にも再び認められた。敗戦の衝撃と虚脱が人びとを覆うなかで，戦前に禁圧されていた多くのものが急激に再流入し，日本人はあらためて自己のアイデンティティを問われることになった。このような過渡期のプロセスは黒船来航から現在に至るまで連綿と続いており，明治維新と戦後はその二つの節目であるとみることもできよう。

　1977年に出版された『日本人の死生観』（上・下，加藤周一ほか）は過渡期としての日本の近現代に着目し，葛藤に悩みながらそのような時代を生きた6人の人物に注目して，その死生観のありようを検証した好著である。このように，何らかの意味で時代を象徴する人物の生き方に注目してみることも，その時代の死生観について知る有力な方法である。

　6人の顔ぶれは多彩である（表3-1）。古来の武士道に殉じたもの（乃木，三島）もあれば，キリスト教徒（白鳥）や共産主義（河上）もある。兆民と鷗外は死に際して社会慣習や宗教の関与を拒むことで，それぞれの個を貫こうとした。軍人・作家・社会思想家など立場はさまざまであるが，押し寄せる先進的なものと我が国の伝統的なものとの狭間で，日本人としてのアイデンティティの構築に苦闘した点は共通している。死生観について考えることは，自己のアイデンティティを確認する作業と深くかかわっており，そのような作業における6人の多彩さそのものが，長い過渡期にある現代の日本人の状況を示すともいえるだろう。

表3-1 「日本人の死生観(上・下)」で取り上げられた人物

明治・大正期 (上巻)	乃木希典 1849-1912	長州藩士,明治維新後は陸軍軍人。日露戦争で第3軍司令官として旅順攻撃の指揮をとる。明治天皇崩御に際して夫人とともに殉死した。
	森鷗外 1862-1922	文学者,陸軍軍医。『舞姫』『高瀬舟』などの小説のほか,翻訳・評論・脚本など幅広い分野で活躍した文豪。遺言により墓碑銘は一切の称号を廃して「森林太郎ノ墓」とした。
	中江兆民 1847-1901	思想家・ジャーナリスト。ルソーの思想を紹介し,自由民権運動の理論的指導者となる。喉頭癌で亡くなる晩年に,闘病のなかで主著『一年有半』『続一年有半』を残した。
昭和期 (下巻)	河上肇 1879-1946	経済学者。『貧乏物語』の執筆や,マルクス『資本論』の翻訳で知られる。共産党員であったため治安維持法により検挙され,4年間の獄中生活を送った。敗戦後病没。
	正宗白鳥 1879-1962	文学者。『何処へ』『入江のほとり』などの小説で知られる,自然主義文学の担い手。学生時代にキリスト教の洗礼を受け,さまざまな葛藤を経た後,臨終の際あらためて信仰を告白した。
	三島由紀夫 1925-1970	文学者。『仮面の告白』『潮騒』『金閣寺』など多くの傑作があり,ノーベル文学賞受賞が期待された。自衛隊の決起・クーデターを促す演説を行い,直後に割腹自殺を遂げた(三島事件)。

(2) 死生観

英語で死生学にあたる thanatology は,死(thanatos)についての学(-logy)との意味を持ち,直訳すれば「死学」である。死を通して生を考えることが本意であるから,「生」の字を付加するのは適切なことであるが,中国・台湾・韓国などでは「生死学」という言葉が用いられる

のに対して，我が国では「死生学・死生観」が定着した。

　島薗（参考文献参照）によれば，「死生観」という言葉が使われるようになったのは日露戦争（1904-5年）前後であるという。仏教には「生死（しょうじ）」という言葉が昔からあり，これとは離れた立場で生と死の問題を考えようとする流れのなかで，加藤咄堂の著書『死生観』（1904年）や講演活動が人びとに注目されてこの語が定着していった。

　加藤咄堂は仏教を初めとする諸宗教に幅広い知識をもつ著述家・講演家であったが，特に武士道や禅，儒教（とりわけ実践を重んじる陽明学）に共鳴するところが強く，1890（明治23）年に発布された教育勅語の熱心な支持者でもあった。「来世をあてにするような死生観ではなく，宇宙的な実在に帰一することで，泰然自若として死につくというような死生観」（島薗・前掲書）が日本人の真骨頂であり，これが武士道によくあらわれていると加藤は考えたのである。加藤に限らず，日本人の死生観のよりどころとして武士道を挙げるものは多く，前述の新渡戸稲造のようなキリスト者のなかにも例があった。

　この時期から死生観が論じられるようになった背景には，日清戦争・日露戦争など対外戦争が恒常化してきたことや，新しい時代にふさわしい国民道徳を創出・実践しようとする修養主義の隆盛があった。さらには欧米のキリスト教に匹敵するような日本の宗教的道徳的伝統についての欠落感があったことも指摘される。このような欠落感は，この時代の日本人が広く抱えていたものであり，文学者や民俗学者など知識人の立場から死生観に取り組む人びとの系譜もそこから生まれてきた。

　志賀直哉（1883-1971）はそうした文学者の代表的な存在であり，『城之崎にて』から『暗夜行路』に至る一連の作品は，死生観をめぐる葛藤を小説という方法を通して表現した好個の例とされる。同様の問題意識は，当時の文学者の多くが共有していたであろう。

一方，柳田國男や折口信夫（しのぶ）は，民俗学的な研究を通して日本人の固有信仰と伝統的な死生観を明らかにする道をたどった。前述のような祖先の祭りを通して，死後の霊魂の存続と先祖から子孫への連続性を確認することが，「常民」の死生観の根底にあったと柳田は指摘する。そして，柳田がそうした固有信仰の保存や理解を重視したのに対し，折口はそこに安住できない近代人の自己意識を作品に表現した。
　このように多面的な死生観のありようは，昭和に入って戦時色が強まるにつれ，特定の方向に収斂（しゅうれん）させられていくようになる。
　共産主義の禁圧を目的として1925（大正14）年に成立した治安維持法は，拡大解釈や適応範囲の拡張を繰り返し，あらゆる反政府的な言動や思想を厳しく取り締まるものとなっていった。人びとの内心の自由は著しく制約され，「国民は国家のために進んで一身を捧げるべきである」という公理が，支配的な力を持つようになった。1931（昭和6）年の満州事変，翌1932（昭和7）年の五・一五事件などを経て全体主義と戦時体制が内外で進むにつれ，こうした傾向はいっそう強まった。
　先にみたように，「悠久の大義に生き，死をみること帰するが如し」という達観は武士道の精髄として加藤咄堂らの強調するところであったが，戦時下においてこうした言葉は，戦地へ赴くものを激励し戦闘意欲を鼓舞するものとして語られるようになった。国策遂行がすなわち大義であり，これを疑うものは非国民とされた。現人神（あらひとがみ）である天皇を頂点とする国家神道が公式のイデオロギーとされ，諸宗教のなかには厳しく弾圧されたものもあった。おしなべて内心の自由が強く禁圧されるなかで，個人の内面的な決断にかかわるはずの死生観もまた，外部から強要されるものとなったのである。
　そのような時代に，苦悩を抱きつつ死地に身を投じた若者たちの痛切な叫びは，たとえば戦没学徒の手記を集めた『聞け，わだつみの声』に

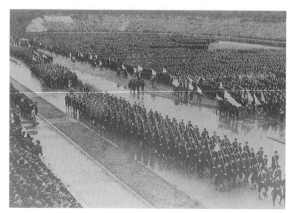

図3-1　出陣学徒の壮行会（東京，明治神宮外苑1943年10月21日）
（写真提供毎日新聞社／PANA）

遺されており，また後述する戦後の文学の中に反映されている（図3-1）。

（3）　戦後の反動—否認と躁的防衛

　日中戦争とこれに続く第二次世界大戦は，日本人だけで300万人を超える死者と数え切れない負傷者を出した末，日本の全面的な敗北に終わった。後には国土の荒廃と深い心の傷が遺（のこ）され，後遺症は日本人の死生観にも及んだ。

　GHQ（連合国軍最高司令官総司令部）の主導する戦後改革のなかでは，軍国主義の復活につながるとみなされたものは徹底的に排除された。命じられるまでもなく日本人自身が，価値観の押しつけや内面の禁圧はこりごりという思いであったろう。ただし戦後の日本では，古い死生観から解放され，自由な立場から人の生と死をあらためて考えるというよりも，死について考えることや死生観について論じること自体を回避する傾向が顕著であった。GHQ改革を主導した連合国の場合，民主

主義の背景にはキリスト教的な宗教理念と死生観がある。敗戦後の我が国では伝統的な死生観に対する反発や懐疑が広く生じたものの，民主主義とともにキリスト教的な死生観までも受け容れる者は少数であり，全体としては死生観に関する一種の空白状態が生じたのである。
　たとえば心理学者の河合隼雄は，次のように述べている。

　「もともと日本人は死ぬことばかり考えてきた。『武士道と云ふは死ぬ事と見つけたり』という言葉もあった。戦争中は，死ぬことばかり考える悪い時代の典型だった。戦後はその反動で，生きる方へ振れた。日本人はますます伝統を忘れ，死を考えない珍しい時代が続いた。」(「日本経済新聞」1996年6月22日)

　敗戦後の混乱と停滞は1950（昭和25）年に起きた朝鮮戦争をきっかけとして様相を変じ，1950年代後半からはいわゆる高度経済成長期に突入する。この時期が河合の指摘する「伝統を忘れ，死を考えない珍しい時代」に相当するものであっただろう。高度経済成長のなかで育ちこれを支えた「団塊の世代」について，次のような述懐がある。

　団塊の世代と呼ばれる世代前後の人々になると，戦争直後の物質的な欠乏の時代の感覚をベースにもちつつ，まさに経済成長をゴールに，かつ圧倒的な「欧米志向」（日本的なもの，伝統的なものに対する否定的な感覚）のもとで突っ走るという時代に育ってきた分，「死とは要するに『無』であり，死についてそれ以上あれこれ考えても意味のないことで，ともかく生の充実を図ることこそがすべてなのだ」といった意識を持つ人が比較的多いという感じを私はもっている（もちろん個人差が大きいのだが）。」（広井良典『死生観を問

いなおす』)

　心理学の領域では，強い喪失体験に引き続いて気分が沈むのではなく逆に高揚し，過剰なほど活動的になる現象が知られ，「躁的防衛」と呼ばれている。喪失体験に打ちのめされまいとする心の代償作用であるが，しばしば行き過ぎて現実の認識を誤らせ，適応を破綻させることがある。河合や広井の指摘する戦後の日本人の心のありようは，集団レベルでの躁的防衛と考えればわかりやすい。我が国の初等教育においても死生観の視点は長らく欠落した状況にあった。子どもに人の命や死について考えさせる内容の乏しいことがしばしば指摘され，20世紀末に若年者による凶悪犯罪が発生した際には大きな論議を呼んだ。

　もちろん，広井も指摘する通りこれらは集団レベルの傾向であって，個人レベルでは差の大きいものである。「戦争の犠牲になった家族や仲間のためにも，より良く真摯(しんし)に生きねばならない」といった素朴で率直な死生の感覚は，戦後に多くの人びとが実感したものであった。戦争体験の継承に真剣に取り組む個人や団体も数多く存在し，文学などの領域においても戦争が投げかける生死の問題が大きなテーマとなった。『戦艦大和ノ最期』(吉田満)や『野火』(大岡昇平)はその代表的な作品として挙げられるが，むしろこの時期の文学作品で戦争体験を多少とも反映しないものの方がまれであっただろう。戦争で奪われたおびただしい命に対する鎮魂の心が戦後日本の平和主義を支えてきたことも，多くの人びとが指摘するところである。

3. 死生観の復権とスピリチュアリティ

(1) 医療現場におけるさまざまな変化

　我が国でホスピスが設立されるようになったのは，第2章で述べたよ

うに1980年代からである。1970年代までの高度経済成長に陰りがみえるなかで,しだいに生活の質や人生の意味にようやく関心が向けられるようになってきたことのあらわれとも考えられる。

　ドイツ出身のカトリック司祭であり上智大学で教鞭をとったアルフォンス・デーケンは,同じく1982年頃から「死への準備教育」を提唱し,我が国の死生学の先駆けとなった（第12章参照）。

　このような先駆的活動を追うように,社会一般にも徐々に死生観に対する関心が回復してくるが,その背景には医療や健康をめぐるさまざまな事情の変化があった。とりわけ重要なのは,がん（悪性腫瘍）の告知の問題である。

　1980年代まで,我が国では患者本人に対してがんの診断を告知しないことが通例であった。たとえば胃がんの場合,本人には「胃潰瘍」などと説明して手術や治療を行う。真実は家族のみに伝えられ,本人に告知するかどうかは家族の判断に委ねられるが,家族は本人に告知しない（できない）ことが多かった。本人に真実を伏せて治療を行うところから当然さまざまな問題が生じるが,告知に積極的な医療者は少数派であり,「日本人は欧米人のように個が確立しておらず,自分自身の死に直面する準備ができていないので,本人に対して余命の宣告などはすべきでない」といったことが,医療現場で常識のように語られていた。

　その後インフォームド・コンセントが徐々に浸透し,情報の開示や説明にかかわる医師の責任が強調されるなかで,1990年代に急速に事情が変化し,21世紀に入る頃には逆に本人に対してすべてを説明することが新しい常識となった。10年ほどの間に急激な逆転が起きたわけである。ちょうど同じ時期にがんは日本人の死亡原因の最上位に定着し,国民の約3人に1人ががんで死亡するようになった。この結果,きわめて多くの日本人が,がん告知を通して自分の余命や死の問題と直面させられる

ことになったわけである。

　がんと並んで死亡原因の上位を占める脳血管疾患や心臓病も機能の衰えを自覚させられる慢性疾患であるし，これらの病気を持たない者も超高齢社会の到来のなかで，残された時間について考えることを余儀なくされるなど，「老・病・死」にどう向き合うかが国民的な課題として急速に浮上してきたのであった。

　このほかにも，医療の現場で生死の問題が浮き彫りになることは多い。脳死問題もその一つである。臓器移植技術の進展によって脳死下の臓器移植が現実味を帯びてきたことを受け，人の死とは何なのかがいわゆる脳死臨調（「臨時脳死及び臓器移植調査会」）を中心に論議された。その答申を受けて1997年に臓器移植法が制定され，2009年には「脳死を人の死とする」ことを含めた同法の改正が行われた。臓器提供の意思表示を記したドナーカードの普及とともに，若い人びとも自分の死について考える機会が増えている。

　老い・みとり・ターミナル・ケアなど人生の終わりにかかわる医療については第7～9章，出生前診断・人工妊娠中絶・流産や死産など人生の始まりにかかわる医療については第5～6章を，それぞれ参照していただきたい。

（2）　バブル崩壊から震災まで

　1992年のいわゆるバブル経済の崩壊は，長く続いてきた高度経済成長に決定的な終止符を打った。経済不況の恒常化にも増して重要な意味を持ったのは，大多数の勤労者とその家族が依拠してきた終身雇用制が崩壊したことである。大規模なリストラ，非正規雇用への大幅なシフト，成果主義の導入などは日本の職場環境を劇的に変えた。それまでの日本の職場は，単に収入を得てキャリアを形成する場所であるだけでなく，

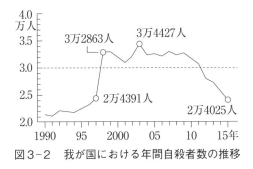
図3-2　我が国における年間自殺者数の推移

勤労者にとっての帰属先であり疑似共同体であることが多かった。それが消滅したとき，人びとのアイデンティティとメンタルヘルスに大きな危機が訪れたのは当然の結果であっただろう。

　戦後おおむね年間2万人台で推移してきた年間の自殺者数が，1998年には一挙に3万人超に増加し，その後も2011年に至るまで同じ水準が持続した（**図3-2**）。その原因は必ずしも明らかではないが，1997〜8年の完全失業率が4％台に急増したこととの関連を指摘する説は有力である。一般に失業率と自殺率がよく連動すること，失業率急増の背景に上記のような我が国の勤労環境の激変があること，日本の自殺者の分布は中高年男性にピークがあることなどを考え合わせ，勤労者のメンタルヘルスの悪化と生きがいの動揺が高い自殺率の背後にあったものと推測される（その後，中高年の自殺率が低下する一方で20歳前後の若者の自殺率が急増しており，原因究明と対策が急がれている）。

　このような世相のなか，死と真摯に向き合い人生の終わりについて考えようとする姿勢が，社会のさまざまな方面でしだいに目立つようになってきた。

　1998年に，WHOの健康の定義に「スピリチュアル」という言葉を加えるかどうかが真剣に議論されたことについては第2章で触れた。同じ

1998年に出版された翻訳絵本『葉っぱのフレディ—いのちの旅—』は，個体の生死とそれを超えるいのちの存在を子ども向けの平易な言葉で説き，好評を博して版を重ねた。人生の終わりに備えてエンディングノートを書き記す習慣もしだいに広がり，延命措置・葬儀・財産の処分などを記すばかりでなく，自身の生い立ちや家系図などを含め人生の仕上げの意味を込めて書かれることが増えてきた。以前はタブーであった葬祭業の広告が，「自分らしい葬儀の準備」などを呼びかけて街なかでみられるようになったのもこの頃である。

アメリカの詩を訳して曲をつけた『千の風になって』は，2001年に発表された後2006～7年にかけて大ヒットし，阪神淡路大震災の10周年にも鎮魂の曲として歌われた。2009年には，遺体を清めて棺に納める納棺師の日常を描いた映画『おくりびと』が，アカデミー賞外国語映画賞を受賞した（図3-3）。2011年には，がん末期の父と家族の交流を描いたドキュメンタリー映画『エンディングノート』が大きな反響を呼んでいる。

2011年3月11日に起きた東日本大震災とその後の関連災害は，こうした流れに一つのピークを画すものとなった。死者・行方不明者約2万人という巨大災害は，常に天災の危険に曝(さら)されている日本社会の脆弱(ぜいじゃく)な基盤とともに，人の生が死と隣り合わせであることをあらためて私たちに想起させた。古来よく知られていたはずのことを「想定外」に置いて突き進む現代への，あまりにも大きな警鐘であった。

前節で述べたように，敗戦という巨大な喪失体験に対する否認と躁的防衛が高度経済成長であったとすれば，経済成長の終焉とともに否認と躁的防衛は終息に向かい，震災はこれに終止符を打ったといえる。

転じて今は抑うつ的な時代である。英語の depression が，精神病理的な「抑うつ」の意味とともに，経済的な「不況」の意味を合わせ持っ

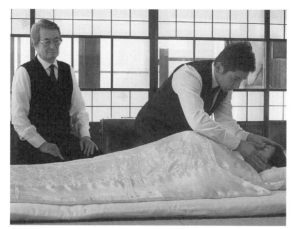

図3-3　映画『おくりびと』のワンシーン（写真提供：TBS）
©2008　映画「おくりびと」製作委員会

ていることは興味深い。日本の社会は長らく慢性的な depression に悩んできたが，そのなかでようやく生死の問題についてじっくりと考える機運が整ったものと考えられる。

（3）　日本人とスピリチュアリティ

　1995年頃，筆者がアメリカ滞在中に経験したことである。
　子どもを幼稚園に通わせたいと考え，近所の幼稚園の説明会に出かけた。そこで挨拶に立った女性園長が，「親御さんたちはお子さんの成長を4つの面で楽しむことになるでしょう。その4つとは，身体的，精神的，社会的，そして霊的成長です」と述べたのである。周囲の親たちが当然のようにうなずくなか，筆者は physical, mental, social までは理解したものの spiritual development と聞いてはたと当惑した。初めて聞く言葉の真意をすぐには把握できず，家族や友人に何と報告したら良いかわからなかったのである。

園長が引き合いに出した４つの区分は，WHO の健康の定義のそれとぴったり符合する。人の発達や健康を「身体，精神，社会，霊」という４つの次元から考えることは，イスラム圏やアフリカ諸国ばかりでなく，欧米人にとってもごくあたりまえの習慣であることがうかがわれる。文化や地域によって温度差はあるものの，ほとんどグローバルスタンダードに近い広がりを持つ枠組みといえるだろう。

ひるがえって我が国ではほかの３つの次元に比べて spiritual へのなじみが薄く，これを表現するぴったりした語彙もなかなか見あたらない。WHO の定義修正が本決まりになった場合，spiritual をどう訳したらよいかと日本の関係者が頭を痛めたとの逸話もある。

ただ，そのことは日本人がスピリチュアルな次元についての関心が薄いとか，感受性を持たないとかいうことを意味しない。spiritus に示されるような一神教的な「霊」の観念（第２章）が希薄であり，「霊」という言葉からは「幽霊」「霊媒」といった別の連想が働くため言葉のすりあわせが難しいのである。

かつて TV の英語番組で以下のような例文が紹介されたことがあった。
「伊勢神宮には行きましたか。」 "Did you visit Ise Jingu?"
「ええ，とても厳粛な気持ちになりました。」 "Yes, I did. I had a very spiritual experience there."

日本語では「厳粛」と表現されるこの感覚が，英語ではスピリチュアルにあたる。スピリチュアルな領域は日本人の精神生活に縁遠いどころか，きわめてなじみの深い大切な感覚にかかわっている。ただ日本語はそれを一口に表す言葉を持っていない。ことさら一言で括らないところに，日本語と日本文化の特徴があらわれているのかもしれない。

あえて散文的に定義するなら，スピリチュアルとは「人の心の奥底に

表 3-2　WHO によるスピリチュアルの定義

> 「スピリチュアル」とは，人間として生きることに関連した経験的一側面であり，身体感覚的な現象を超越して得た体験をあらわす言葉である。多くの人びとにとって，「生きていること」が持つスピリチュアルな側面には宗教的な因子が含まれているが，「スピリチュアル」は「宗教的」と同じ意味ではない。スピリチュアルな因子は，身体的，心理的，社会的因子を包含した，人間の「生」の全体像を構成する一因子とみることができ，生きている意味や目的についての関心や懸念とかかわっている場合が多い。
> 　　　　　WHO「ガンの緩和ケアに関する専門委員会報告」(1983年) より

ある，永遠性や超越性へのあこがれ，善良さ・美しさに対する希求，人生の意味や目的などにかかわる」ものということになるだろうか。

　これは筆者の私見であり，ほかにもさまざまな定義や説明ができるであろう。WHO によるスピリチュアルの定義を表 3-2 に示したが，定義といっても概念のゆるやかな大枠を示すにとどまり，その枠内をどう埋めるかは個人に委ねるような書き方になっている。

　スピリチュアルをどのように定義するにせよ，死生観の諸問題と深いかかわりがあることは疑いない。「自分はどこから来てどこへ行くのか」という問いは，身体はもとより精神や社会の次元での解答では満たされないものであり，すぐれてスピリチュアルな性質のものと考えられるからである。そして前節までにみた通り，日本の文化史はスピリチュアリティの宝庫といえるほどに豊かな蓄積を持っている。

　スピリチュアリティの重要性に関するグローバルな流れを念頭に置きながら，固有のスピリチュアリティの伝統をふまえ，身の丈に合った死生観を構築していくことが今後の日本人の重要な課題であろう。

参考文献

加藤周一ほか『日本人の死生観（上・下）』（岩波新書　1977）
島薗進『日本人の死生観を読む―明治武士道から「おくりびと」へ』（朝日新聞出版　2012）
吉田満『戦中派の死生観』（文藝春秋　1984）

1. 日本や海外の文学や映画のなかに，その時代や地域の死生観がどのように描かれているか，それぞれの関心に応じて探ってみよう。
2. 家庭・学校・知人などの影響のもとに自分自身がどのような死生観を育んできたか，ふりかえってみよう。
3. 日本人にふさわしいスピリチュアルケアのあり方について，考えたり話し合ったりしてみよう。

4 | マスメディアで死生について考える

山崎浩司

≪目標＆ポイント≫ 死生の問題は，老いたとき，病や障害に直面したときにだけ考えさせられるものではない。人は何気ない日常生活のなかでも死生について考えられる。特にマスメディアには死生に関する情報が溢れており，読者や視聴者は実体験せずとも，それらを死生観や人生観を問いなおすべく活用できる。つまり，マスメディアは日常的な死生学のフィールドである。しかし，そもそも死生を題材にしたマスメディアの特徴は，どんなふうにとらえられてきたのだろうか。そして，どのようにマスメディアを活用すれば，死生に関する考察を深められるのだろうか。本章では，あるマンガを題材に死生の考察の具体例を示し，マス・メディアをデス・エデュケーションに活かすうえでの手順と留意点も確認する。

≪キーワード≫ マスメディア，死のポルノグラフィー，死のガイドライン，マンガ，デス・エデュケーション，メディア・リテラシー

1. マスメディアと死生

（1） マスメディアとは

　マスメディアと人の人生観や死生観は関係あるのだろうか。仮に関係があるとしても，それはとるに足らない程度のものだろうか。まれに，「あの１本の映画が私の人生を変えた」という人がいる。また，そこまで大げさでなくとも，ある小説やマンガを読んで，ものの見方が変わったという人が結構いる。つまり，経験的にいって，マスメディアと人の人生観や死生観との間には，やはり何らかの関係があるのは間違いない。

現代の日常で触れない日はまずないマスメディア mass media とは、そもそもどのようなものなのだろうか。マスメディアとは、大勢の人 mass が見たり、読んだり、参加したりする娯楽である大衆文化と関連し、特定少数の送り手が不特定多数の受け手に対して、活字・音声・映像等で情報を伝達する媒体 media である。新聞、雑誌、テレビ、ラジオが一般的な例としてすぐに思い浮かぶだろうが、書籍、マンガ、アニメ、映画、CD、DVD／ビデオ等もマスメディアである。

マスメディアの特徴は、情報の送り手と受け手の間に、直接的で対面的なかかわりあいが発生しないことである。このことは、両者の間のコミュニケーションに高い自由度があることを意味する。一般的には、送り手がある形で情報を編成して発信すれば、受け手はそれをそのまま受けとるだけのような印象がある。しかし、マスメディアを介した情報伝達（マスコミュニケーション）は、非対面的で間接的であるがゆえに、かえってそのように限定的なものとなるとは限らない。

とはいえ、マスメディアが情報の受け手の現実認識を形作ってしまう力を持ちうることは確かである。たとえば『ER救急救命室』等米国の人気医療テレビドラマでは、銃撃や事故で救急搬送されてきた若者が、心肺蘇生により蘇生する場面が数多く描かれているため、多くの視聴者は心肺蘇生の成功率は高いという認識をしてしまう。しかし、現実世界で実際に心肺蘇生の対象になるのは高齢者が多く、最終的に蘇生しないケースが多い。つまりこれらの医療ドラマは、視聴者が心肺蘇生を実際よりも過大評価するのに一役買っている可能性がある（Diem ほか 1996）。

いずれにしても、マスコミュニケーションには、情報を送信しようとする送り手の意志と、その情報を受信しようとする受け手の興味とがある。送り手の意志と受け手の興味とが合致すると情報伝達が起こるが、

すでに述べたように，それは送り手の意図が受け手にそのまま伝わることを保障するものではない。受け手は受信する情報について，送り手の意図に反するか意図しない解釈をする余地が十分にある。このように，マスコミュニケーションにおける情報の「受け手」は，単に受動的な存在なのではなく，「読み手」とでも呼ぶべき能動的な性質を持っているため，マスメディアが人の死生観等に一方行的に影響すると単純に考えるのは不適切である。

（2）「死のポルノグラフィー」論

ところで，性を扱ったマスメディア（つまり「ポルノグラフィー」）に対するネガティブな評価は，洋の東西を問わず以前からあった。だが，死を題材にしたマスメディアに対しても，ポルノグラフィーとの共通性を認める形で批判的な考察がされている。イギリスの社会人類学者ゴーラーは，1955年に「死のポルノグラフィー」と題する小論を発表し，暴力的な死を題材にしたマスメディアの流通拡大と，それを可能にしてしまう死をタブー視する社会のあり方に対して警鐘を鳴らした。

ゴーラーによれば，ポルノグラフィーとは「タブー視された行動を描写して，幻想・妄想を生み出そうとする」(1986, p.204) マスメディアである。19世紀のイギリス社会において「タブー視」されていたことは出産と性交であり，死は日常にあふれていてタブーではなかった。しかし，20世紀に入ると世俗化の進展によりキリスト教の来世信仰が衰退し，人びとにとって「自然死と身体の腐朽は恐るべきものとなり，もはやそれについて思いをめぐらすことも論ずることもできなくなった」（ゴーラー　1986, p.208）。つまり，性と同じく死も口にできないタブーとなり，ポルノグラフィーの対象になって行った。

人間の行為・経験のあるもの〔性や死〕は，そもそも元来恥ずべきもの・忌むべきものと見なされ，かくしてそれはおおっぴらに論じられることも言及されることもなく，下卑たことをしているといった感情や罪悪感を伴う内密の経験となって行く。こうして口にできない経験は，私的空想の主題となりがちであり，この空想は，真実性が多かろうと少なかろうと，快楽多き罪あるいは罪深き快楽で満たされる。そして，ポルノグラフィー作家の空想が印刷されて形になる時，それは，空想力の弱い人々，飽くことなき欲求をもつ人々の間に販路を見出すのである。（ゴーラー　1986，p.206）

　自分自身や大切な人に降りかかってくる死（「１人称の死」や「２人称の死」）は，恐ろしくて考えることも口にすることもできないが，自分と直接関係なく距離のあるマスメディアで描き出される死（「３人称の死」）であれば，容易に口にできなくとも直視できるし楽しむことさえできる（１〜３人称の死は第１章参照）——死をタブー視するようになった近代社会は，こうした態度を持った人間を生み出し，マスメディアで扱う死から「１人称の死」や「２人称の死」に付随する切実さや現実感を切り離して，それを「３人称の死」としてより楽しめるものにすべく，ありきたりでない死・過激な死を「例えば推理小説，スリラーもの，西部劇，戦争物語，スパイ小説，SF，さらには恐怖劇画〔マンガ〕」（ゴーラー　1986，p.209）のなかで増殖させ，「死のポルノグラフィー」を拡大させていったというわけである。

（3）「死のガイドライン」として読む

　ゴーラーの「死のポルノグラフィー」論は，死を題材にしたマスメディアの特性を，いささか単純化しすぎているきらいがある。マスメディ

アで描かれるのは，本当に非日常的で暴力的な死ばかりだろうか。「1人称の死」や「2人称の死」において感じる深い悲哀や故人に対する切実な思慕（またはそれらに近い感情）を，「3人称の死」であるはずのマンガに描かれた死の物語から，感じとることはありえないのだろうか。死が主題である小説を読み，命の儚さに想いをはせて今の自分の生き方をふり返ったり，愛する者を喪う悲しみの大きさに気づかされて自分の家族との関係を見直したりした経験は，一度もないだろうか。

　これらの問いすべてに「ない」と断言できる人は，手塚治虫の一連のマンガ（『火の鳥』，『ブラックジャック』，『ブッダ』等）を読んだことがある人，スタジオジブリの一連のアニメ（『火垂るの墓』，『もののけ姫』等）を見たことがある人，『葉っぱのフレディ』や『100万回生きた猫』といった絵本を読んだことがある人，そして数限りなく存在する死を題材にした文学作品を少しでも読んだことがある人のなかには，恐らくいないだろう。宗教学者の島薗進は『日本人の死生観を読む』のなかで，宮沢賢治の作品等に言及しつつ，次のように述べている——

> 自らの死を予期してそれに備えること，死を間近にした経験を支えとして生きる生き方，死後の生についてまとまった考えをもつこと，死者とともにあることを強く意識する生の形，他者との死別の悲しみを重く受け止めて生きること等は，死生観を生み出す様式の主なものだ。そもそも文学作品の中にこれらのテーマはふんだんに見いだされるから，文学作品には死生観の表出として読むことができるものが少なくない。（島薗　2012, pp.14-15）

　まったく同じことが，マンガを含むほかのマスメディアについてもいえる。そこに描かれる死生は実に多様であり，私たちが現実感を失うこ

となく死生を考えて行くうえで、きわめて参考になるものも数多くある。それらは、いうなれば「死のポルノグラフィー」に対して「死のガイドライン」(澤井 2005) と呼びうるものである。しかし、実際にはマスメディアで描き出された死が、どちらか一方にのみ分類されるわけではない。社会学者の澤井敦がいうように、「メディアがつくる情報空間において、死の情報はその情報の性質の差異に応じて、ポルノグラフィー的性質とガイドライン的性質をそれぞれ異なる強度において身に帯びながら、送り手によって生産され、また受け手によって消費されている」(2005, p.169)。であるならば、情報の受け手/読み手の意識やアプローチ如何によって、死を題材にしたマンガを「死のガイドライン」的に読み、死生に関する考察を深めるために活かせるということになる。

2. マンガで死生について考える

(1) なぜマンガなのか

　数あるマスメディアのうち、今回は死生を考える題材としてマンガを取り上げる。マンガは基本的に娯楽として消費され、ルポルタージュや古典文学等と違って、気晴らしくらいにしかならない大衆文化色の濃いマスメディアであり、死生について真剣に考えるにはふさわしくないとの意見もあるだろう。しかし、マンガは文学に勝るとも劣らないほどジャンルが多様で、数多くの作品が死生を直接間接に扱っている。また、マンガは文字だけでなく画でも楽しめて娯楽度が高いからこそ、死生のような重くなりがちなテーマを扱ったものさえ、年齢を問わずとっつきやすく子どもから大人まで幅広い読者を獲得している。

　実際マンガの市場規模は小さくなく、2009年のマンガ本とマンガ雑誌を合わせた推定総販売額は約4,187億円で、販売部数では全出版物の約3割半を占めていた (全国出版協会・出版科学研究所 2010)。市場全体

としては1995年をピークに年々縮小傾向にあるが，それでも相変わらずマンガを置いている書店は多く，古書としての売買も市場があるうえ，近年は DVD レンタルショップがマンガのレンタルを始めたり，小中高の学校図書館がマンガを数多く蔵書していたりする事実もある。加えて，ヒットしたテレビドラマや映画の原作が実はマンガであるケースが近年よくあることからしても，日本社会におけるマンガの存在感は現在でも薄れたとはいいがたい。

　ただし，今回マンガに注目する最大の理由は，筆者がマンガを好きだからである。好きだということは，それが自分の人生にとって非常に価値があり，とても大切にしたいと感じているということである。そう感じられるものから死生に関するメッセージを読みとるとき，人ははからずも熱っぽくそれと向き合い，真剣に考える（筆者はこれまで３つのマンガを題材に死生学的考察を展開している（山崎　2008, 2011, 2012））。したがって，死生を考える題材の選択においては，各人が自ら好んで選んだものであることが重要である。

（２）　題材『バガボンド』

　ここでは，井上雄彦によるマンガ『バガボンド』（1998年〜，2017年３月現在発刊済みのコミックスは全37巻）を題材に，どのように死生について考えられるのかを具体的に示したい。本作品は，1930年代後半に『朝日新聞』に連載された吉川英治の小説『宮本武蔵』が原作だが，『バガボンド』には，たとえば主人公宮本武蔵（以下，武蔵）のライバル佐々木小次郎（以下，小次郎）が聾唖者であるといった井上独自の設定があり，内容も井上流にアレンジされている部分が多々ある。

　この作品には，武蔵を中心に，常に死と隣り合わせで生きる武士たちの生き様が描かれている。このことから，本作品を「武士道的な死生観

の系譜」(島薗 2012, p.88) に位置づけることも可能だろう。しかし，剣を斬り結ぶ武士の世界を描いているからといって，それは必然的に死を覚悟した生き様の肯定や賛美をメッセージとした作品である，と解釈せねばならない道理はない。異なる読みも当然可能なはずである。以下，『バガボンド』第32巻 (井上 2010) における関連場面の筆者なりの説明と解釈を示すが，それは当然ながら筆者自身の今現在の読みに基づくものである。

(3) 武蔵の死生にまつわる逡巡

　吉岡一門との壮絶な斬りあいを何とか勝ち抜き，続いて少年時代から憧れの的であった「剣鬼(伊藤)一刀斎」に勝負を挑まれ，まさに死線をくぐりつつ剣の道まっただ中を歩んでいる武蔵。さぞかし充実した人生を送っているのかと思いきや，『バガボンド』第32巻には，武蔵が自分の生き方について激しく逡巡する様が描かれている。自分は何のために剣を振り，多くの剣士と斬り結んできたのか。そして，これからも同じことを続けるのか。続けるならば何を目指し，どこに向かうのか……。

　武蔵はふり返る。初めに剣を振り始めた少年のころ，「楽しくて仕様がなかった／夜の闇でも怖くはなかった／剣を握っているあいだは／俺の中に白い光があったから／ひとりじゃなかった／誰かが笑って見てくれていたから／名前のない誰かが──」。

　ここでいう「名前のない誰か」が何なのか不明瞭だが，その台詞のあるコマには満天の星空が描かれており，人が好きなことに没頭しているときに，自我を超えてそれとの一体感を覚える何か自分を包み込む大きな感覚的存在を暗示している。そう解釈できる根拠は，自分が求めている何かを共有できる「友」だと武蔵が感じている小次郎の描かれ方にあ

る。小次郎は，意識せずとも先の大きな感覚的存在と自然に一体化できる才能を持つ者として描かれている。聾唖者であり言葉の世界に生きていない小次郎は，武蔵のように言葉で自分のあり方を問いなおさず，「全身全霊でただ斬ることの裡(うち)に在(あ)る」（図4－1）。しかし，武蔵はそうあることができない。

　武蔵は，強くなりたいと純粋に剣をふり始めた少年時代のあるとき，「ふと……目指す処に名前をつけて呼んでみた／『天下無双……』／なぜそうしたのだろう／誰かの真似をしてみたくなったのか／父の真似をしてみたかったのか／『天下無双……』／……少し違うような気がしたが──／強くなった気がした／気持ちよかったのでそのままにした」。

　ここで，少年武蔵の胸のあたりから，何か禍々(まがまが)しいヘドロのような形で顔の付いたものが「ポコ」っと出てきて，武蔵に向かって小さな声で「やあ」と挨拶する。それは，武蔵が「天下無双」を目指して人と斬りあってゆくなかで肥大していくことになる，我執をあらわしたものである。

　そしてその我執が，自分を「殺し合いの螺旋(らせん)」へと導いていったことを，あるとき武蔵ははっきりと自覚する。そのきっかけは，一刀斎との勝負において，吉岡一門との戦いで右脚を怪我している自分は不利だと思ったときに感じた恐れへの反省だった。「恐れは／それを覆い隠すためのやみくもの怒りを呼び……／己の強さの証明／最強という幻想への執着を呼び／それを失うことへの恐れを呼び……その循環を大きくしたもの／それが……そのまま殺し合いの螺旋──」。この「殺し合いの螺旋」という台詞(せりふ)が記されたコマには，肥大した我執がとぐろを巻く巨大な龍のような形に描かれている。（図4－2）

　武蔵は，「天下無双」と「殺し合いの螺旋」が自分の望んでいたものではないことに，気づき始めていた。そして彼は再び自問する。「さあ

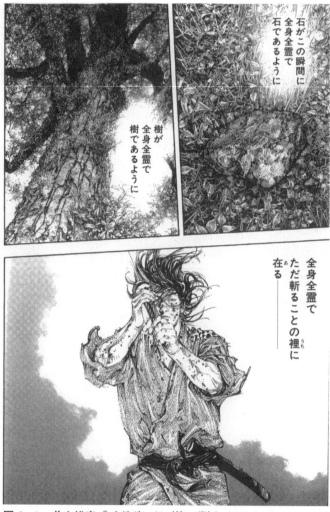

図4-1　井上雄彦『バガボンド（第32巻）』より（講談社　2010）
〔以下，図4-5まで出典同じ〕　　　　　©I. T. Planning, Inc.

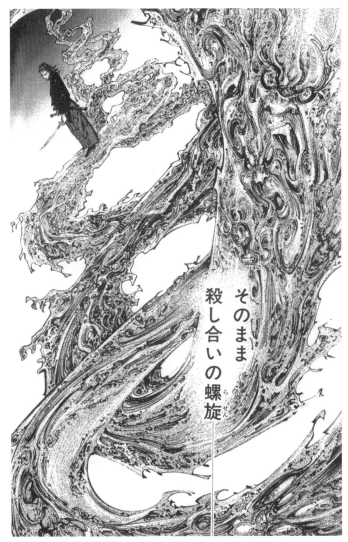

図4-2　ⓒI. T. Planning, Inc.

どこへ行こう？／いやこれ以上／流浪する必要などあるのか？／何を探しに行くと言うんだ？／今を差し置いて／この瞬間という無限の空間を――」。

突然武蔵は呆れ顔になって言葉を止める。そしておもむろにふり返る。すると，自分の横にあの禍々しいヘドロのような我執が浮かんでいて，自分を見ていることに気づく。武蔵は問いかける――「（オイ）言葉にするなよ／……／その途端に遅れてら」（図4-3）。そして，武蔵は前を向く――「今といいつつ／今にいないじゃねえか」。

言葉を振り払うべく体を動かそうとしたとき，怪我をしている右脚に痛みが走り，くじけそうになる。「何の」と一息ふっと吐き，武蔵は手にしていた杖を右上に向かって薙ぐように，思い切り振り抜く。だが，また言葉が口を突いて出る――「おっさん穴に帰りてえ」。この「おっさん穴」とは，座したままミイラ化した武士（恐らく武蔵の父である新免無二斎）の遺体がある小さな洞窟で，武蔵が子どものときからしばしばときを過ごした場所である。そこに武蔵は引きこもりたくなる衝動を覚える。

すると我執が再び膨れ上がりながら目に入ってくる。武蔵は再び独白する――「いや／それすらもすぐにただの言葉／帰りたきゃ帰りゃいい／いつでも帰れる」。そして刀を抜く――「今ここで／動け／揺さぶれ／言葉を振り切れ／今のど真ん中にいるために」（図4-4）。最後のコマには，まさに「ど真ん中」で刀を思い切り振り抜いている武蔵が描かれていて，その周りはまるでその一太刀がすべてを振り払ってしまったかのように，空白が広がっている（図4-5）。

（4）武蔵の生き様とフランクルの生きる意味

『バガボンド』第32巻に描かれた，自らの死生にまつわる逡巡のなか

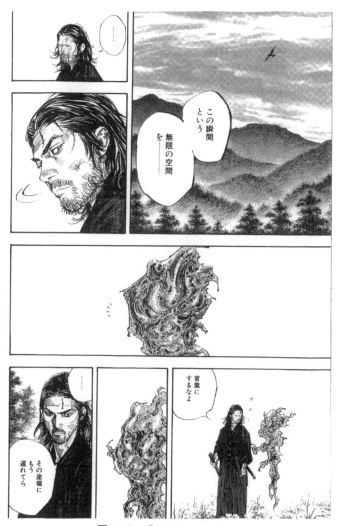

図4-3　ⓒI. T. Planning, Inc.

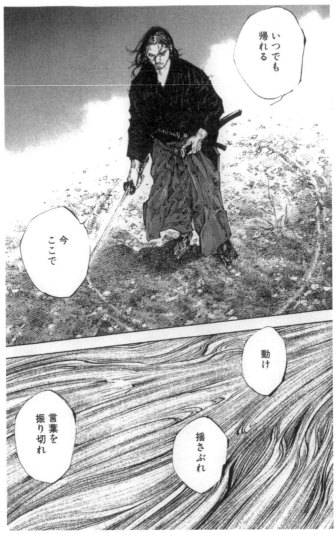

図4-4　ⓒI. T. Planning, Inc.

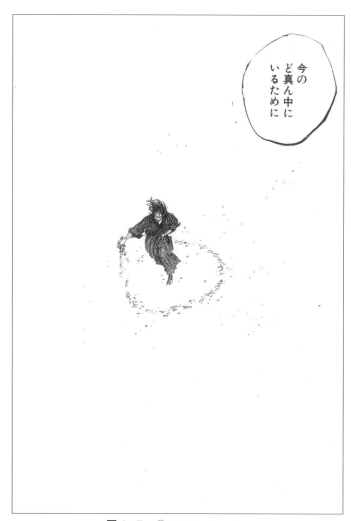

図4−5　ⓒI. T. Planning, Inc.

で武蔵が後半示した生き様は，ナチスのホロコースト（第14章参照）を生き抜いた精神医学者フランクルが，生きる意味についての問いの「コペルニクス的転回」と呼んだ思想を想起させる（2001, p.129）。

> ……もういいかげん，生きることの意味を問うことをやめ，わたしたち自身が問いの前に立っていることを思い知るべきなのだ。生きることは日々，そして時々刻々，問いかけてくる。わたしたちはその問いに答えを迫られている。考えこんだり言辞を弄（ろう）することによってではなく，ひとえに行動によって，適切な態度によって，正しい答えは出される。生きるとはつまり，生きることの問いに正しく答える義務，生きることが各人に課す課題を果たす義務，時々刻々の要請を充たす義務を引き受けることにほかならない。（フランクル　2001, pp.129-130）

　武蔵のように自分の生き方に逡巡する者，そして，生きること自体に意味を見いだせない者さえも，やはり納得できる人生の意味を求め，言葉の限りを尽くして自問自答をくり返す。だが，言葉が尽きると絶望してしまう。しかし，フランクルは人生の意味を問うこと自体が間違っているという。フランクルによれば，人生が私たちに意味を問われる存在なのではなく，私たちこそが人生に意味を問われる存在なのだ（この認識の転回が，生きる意味についてのコペルニクス的転回である）。そして，「時々刻々」と問いかけられる人生からの問いには，頭の中で言葉を連ねるのではなく，生きることそのものという具体的行動でしか答えられない，というのだ。
　武蔵が目指したように「今のど真ん中」を生き続ければ，たとえ明日待ち受ける未来が死であっても怖くはないし，死という生の終わりまで

に「どのような重大な時間が，唯一の行動をするどのような一回きりの機会が，まだ自分を待ち受けているか，だれにもわからない」（フランクル　1993，p.29）という希望（より厳密ないい方をすれば，人生の私に対する期待）さえある。

　では，とにかく考えるのをやめ，やみくもに行動すればよいのだろうか。たとえば，自死する，人を殺す，それが自分の人生の問いに対する答えだから，具体的行動に移せばよいと無条件に自らの生き方を定めてよいのだろうか。フランクルの思想をふまえれば，自死では自分に，殺人では他者に，「生きることが各人に課す課題を果たす義務」を放棄させることになるため，それらは許されない。つまり人生の意味は，たとえどのような人生であっても，死のそのときまで各人が具体的に生き続けることによってしか見いだせないのだ。

　この思想は，殺しの描写が多い『バガボンド』からも実は読みとれる。武蔵は長らく「天下無双」の剣士を目指す流浪者 vagabond として生きてきた。その過程で「殺し合いの螺旋」に何度も入り，勝利を重ねたが同時に多くの者を死に追いやってきた。これは，刀に生き敗れれば死ぬという当時の剣士にとっては理に適った生き様／死に様だったはずだが，武蔵は自分と斬り結び死んでいった者たちを思い返し，これは自分の求める剣の道ではなかったと気づいて激しく涙する。純粋に刀に生き，同じく純粋に刀に生きる者と斬り結び，高め合い，その高まりのなかで一体感を覚えつつ，結果的に殺し合うことのない武士としての生き方（柳生石舟斎のいう「無刀」）――それが現実として生きられたとき，武蔵の流浪は終わりを迎えるのかもしれない。

　フランクルの思想を参照しながらこんな風に『バガボンド』を読んでみると，今の自分の生き方をふり返り考えるヒントがみえてこないだろうか。

3. マスメディアをデス・エデュケーションに活かす

　最後に，マンガを使って死生を考える手順と留意点を，マスメディアをデス・エデュケーション（第12章）に活かすという視点から確認しておこう。まずは今回筆者が『バガボンド』を題材に，死生学的考察をどのように深めたのかをふり返る――

① 自分が読んで感動したり心が強く惹かれたりした場面やエピソードを選ぶ。
② なぜその部分に自分が感動するのか，魅了されるのかを何度も読み返して考える。
③ その心動かされた部分について台詞(せりふ)を交えながら自分の言葉で詳細に描写する。
④ 書籍そのほかのマスメディアで似たような感動や印象があったもの（今回はフランクルの書籍）と照らし合わせ，どのように似ているのかを熟考して文章化する。

　以上は独りでもできることだが，特に大事なのは④で，この比較参照により何に自分の心が動かされたのかが具体的にわかる。
　学校などでのデス・エデュケーションにおいては，さらに――

⑤ 自分なりの言葉による筋書や説明，それらにまつわる解釈や感想（読み）をほかの人に聞いてもらう。
⑥ フィードバックをもらい，それをふまえて再び自分の読みを検討する。

表 4-1　メディア・リテラシーの原則

① マスメディアはすべて構成されたものである
② マスメディアは「現実」を作りだす
③ 読者（視聴者）が解釈し，意味を作りだす
④ マスメディアは商業的意味を持つ（売らんかな，が基本）
⑤ マスメディアは特定のものの考え方や価値観（主義）を伝えている
⑥ マスメディアは社会的・政治的意味を持つ
⑦ マスメディアは独自の様式，芸術性，技法，きまり・約束事を持つ
⑧ 批評的・批判的にマスメディアを読むことは，創造性を高め，多様な形態でコミュニケーションを生みだすことへとつながる

〔出典：（鈴木　2004，pp. 19-21)〕

　ここで留意すべきは，どんな解釈であれ基本的に拒絶や否定をされず，オープンに自分が感じたことや考えたことを他者と忌憚なく分かち合える場が確保されていることである。こうした場で他者に自分の読みを自由にぶつけてみることで，思いもよらない意見に触れられ，しばしば自分の解釈の幅が広がる。仮に気づかぬうちに極めて偏狭で暴力的な解釈に囚われていたとしても，異なる意見と出会うことで，それに気づく可能性が高まる。

　自分の読みを再検討する（してもらう）うえでもう一つ有効と思われるのが，それをメディア・リテラシーの原則（**表 4-1**）に照らし合わせてみることである。マンガに限らず，一見客観的に思えるニュース報道等を含むあらゆるマスメディアと付き合って行くうえで，メディア・リテラシー（マスメディアを反省的に活用する知恵）は必要不可欠である。

参考文献

『2010　出版指標年報』(全国出版協会・出版科学研究所　2010)
井上雄彦『バガボンド』第32巻 (講談社　2010)
ゴーラー，G.(宇都宮輝夫訳)『死と悲しみの社会学』(ヨルダン社　1986)
澤井敦『死と死別の社会学——社会理論からの接近』(青弓社　2005)
島薗進『日本人の死生観を読む』(朝日新聞出版社　2012)
鈴木みどり編『新版 Study Guide メディア・リテラシー【入門編】』(リベルタ出版　2004)
Diem, S.J, Lantos, J.D., & Tulsky, J.A. "Cardiopulmonary resuscitation on television : miracles and misinformation" New England Journal of Medicine, 334 : pp.1578-82, 1996
フランクル，V.(山田邦男，松田美佳訳)『それでも人生にイエスと言う』(春秋社　1993)
フランクル，V.(池田香代子訳)『夜と霧　新版』(みすず書房　2001)
山崎浩司「『イキガミ』を読む——死生の物語の構築と読解に関する試論」『死生学研究』第9号，304 (43) -279 (68) 頁，2008
山崎浩司「原爆マンガにおける責めの考察——『夕凪の街　桜の国』を題材に」『死生学研究』特集号：日韓国際研究会議「東アジアの死生学へⅢ」，94-117頁，2011
山崎浩司「かかわりあいが作る「良い死」——医療マンガ『Ns'あおい』を題材にした考察」清水哲郎・浅見昇吾・アルフォンスデーケン編『人生の終わりをしなやかに』，144-185頁（三省堂　2012)

学習のヒント

1. 「死のポルノグラフィー」論について納得できる点と疑問に思う点を確認しよう。
2. フィクション（マスメディアの種類は問わない）を一つ選び，ある場面やエピソードを「死のガイドライン」的に読んでみよう。
3. 2. で選んだフィクションを題材に，死生を考えるための第1～第6の手順を踏んで考察・記述・発表し，最終成果をレポートにまとめてみよう。

5 | 選択される命

鈴木由利子

≪目標＆ポイント≫　人工妊娠中絶（以下，中絶）による子ども数の抑制，不妊治療による我が子の誕生の実現，出生前診断による命の選別など，出産をめぐる問題について，胎児観の変遷に注目しながら考察する。
　なお，日本産婦人科学会の定義では，流産は妊娠22週未満，死産は妊娠22週以降をいう。厚生労働省の規程では，妊娠12週以後を死産とし死産届が必要だが，戸籍には記載されない。一般には，胎児の形を成していなければ流産，成していれば死産との感覚がある。
《キーワード》　命の選択，中絶，胎児の命，水子供養，出生前診断

1. 子どもの誕生と命の選択

(1) 育てる命・育てない命

　母体内で芽生えた命は，どのような場合でも祝福されるとは限らない。祝福されて誕生し，大切に養育される子どもがいる一方で，いつの時代も誕生を忌避され，故意に命を絶たれる命は少なくない。このように命の芽生えは等しくとも，両極端の運命をたどる命が存在するのである。誕生を望まない子どもに対しては，かつては堕胎や間引きが行われ，1948（昭和23）年の中絶認可以降は合法的に妊娠を解消することが可能となった。このように，時代を越えて子どもの命は常に選択され続けてきたのである。
　「産む」「産まない」の決定は，子どもにとっては，生存の権利が保障

されるか否かの問題でもある。誕生を望む子どもの命は、大切に守られ、妊娠期から無事な誕生を願う安産祈願などが行われる。誕生後は、産湯・命名・初宮参り・食い染め・初誕生・七五三など、健やかな成育を願う産育儀礼が順次執り行われる。一方、誕生を望まない子に対しては、当然ながら産育儀礼は執行されることはない。このような意味において、養育される子どもは儀礼の内に置かれた子どもであり、人為的に命を絶たれる子どもは儀礼の外に置かれた子どもであるといえる。さらに、儀礼の内に置かれた子どもは、たとえ夭折しても葬送儀礼が執行される子どもでもある。

（2） 堕胎・間引きと子どもの命

　堕胎は、妊娠中に人為的に胎児の命を絶つことであるが、1880（明治13）年の刑法堕胎罪制定により処罰の対象となった。間引きは、出生後の胎児の命を人為的に絶つ行為だが、明治時代以降、公には「嬰児殺し」と称されるようになった。堕胎・間引きともに、近代化のなかで徐々に減少するが、戦後間もなくまで密かに行われていたことも事実である。

　民俗学者柳田國男は、茨城県北相馬郡布川町での13歳当時の体験を「故郷七十年」（『定本柳田國男集』別巻3）に次のように記している。

> どの家もツワイ・キンダー・システム（二児制）で一軒の家には男児と女児、もしくは女児と男児の二人づつしかないといふことであった。私が「兄弟八人だ」といふと「どうするつもりだ」と町の人々が目を丸くするほどで、このシステムを採らざるをえなかった事情は子供心ながら私にも理解ができたのである。あの地方はひどい飢饉に襲はれた所である。（中略）これはいま行はれてゐるやうな人工妊娠中絶の方式ではなく、もっと露骨な方式が採られて来たわけ

である。(中略)
　長兄の所にもよく死亡診断書の作製を依頼に町民が訪れたといふ事例をよく聞かされたものであったが，兄は多くの場合拒絶してゐたやうである。

と，「露骨な方法」すなわち堕胎や間引きが行われていたことを明らかにしている。さらに，柳田は近くの地蔵堂に奉納された間引き絵馬について「産褥(さんじょく)の女が鉢巻を締めて生まれたばかりの嬰児を抑へつけてゐるといふ悲惨なものであった。障子にその女の影絵が映り，それには角が生えてゐる。その傍に地蔵様が立って泣いてゐるといふその意味を，私は子供心に理解し，寒いやうな心になったことを今も憶えてゐる。」と記している。このような絵馬は，現在，北関東から東北南部に何点か保存されている。以下，間引き絵馬を手掛かりに，子どもの命に対する認識を考えたい。
　大雄寺（宮城県本吉郡）の絵馬は，1864（元治元）年に住職により奉納されたもので，観音堂入り口に掲げられている（図5-1）。絵馬には，生まれたばかりの赤子を圧殺する産婦が描かれている。産婦には角と牙が描かれ，鬼がするような非道な行為であることが強調されてゐる。絵の上部には嘆き悲しむ観音の姿が描かれ，以下の文が添えられている。

　それ人は万物の霊といふや貴き者也，神も仏も人体に移りいりて有，いか成悪業のなき者にや生ゝる子を，かへす□□□ま、聞ゆ，何故に殺すぞと尋るに，困窮して育て難しそだつれば親子共に死に及，故に水の泡と申す由，去らば哀しき事あらずや，とりけだもの子を持て，喰物のあてなけれ共のたれ死した例もなし，焼野に

死する雉子は火いともえかゝり遁れんとすれど，うみたる子を捨がたく，兎やせん角やせんと我身を忘れ子を助けんと思ふ内，終に野火の為に親子共焼ると成ぬ，たまたまあひ難き人に生まれ，仏法の移いりたる子を殺す者は邪けんにやいはん，悪鬼とやいはん，子を害すとて鬼の心を面にあらはして，直に其身は畜生道におち，仏性はなくなく天に帰り給ふ事ぞいとあわれなり。地獄餓鬼畜生道に落ちなをもしらぬ人してかなしかりけれおのれおのれが不料簡，こゝろへ違ひをもつて大たんなる哉ひしぎ殺しなん，ころす其天の罰をいかにして遁れんや，其天ばつをおもひて，恐れ慎み生るゝ子を殺す事なくそだつべしと屹度こゝろ得可申事ぞかし

　　　元治元年子七月　当山十四世　曹宗叟誌

　内容からは，人びとが生活の困窮や子育ての負担を軽減するために間引きを行っていたことが明らかになる。それに対して，奉納者である住職は，間引きが人道に反する罪悪であることを「焼野の雉子」（鴨長明

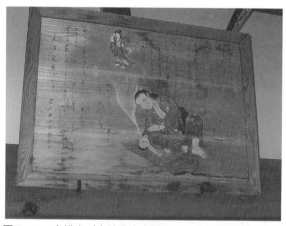

　図5-1　大雄寺（宮城県本吉郡南三陸町）の間引き絵馬

『発心集』)の話を引用しながら，鳥獣でさえ一命を賭して子を守るのに，我が子の命を故意に絶つのは心得違いであると説諭している。この文言からは，間引きが子殺しであるという認識や罪悪感が，一般の人びとには希薄であったことが明らかになる。

関泉寺（宮城県刈田郡）の「堕胎戒めの図」は，近世中期に描かれたと推定されており，堕胎の悲惨な様子を描写している（図5-2）。堕胎する産科医と産婆，バラバラにされた胎児，苦しむ産婦とそれを背後から抱える夫，その後方には祖父母が描かれている。地獄の火車も描かれ罪深い行為であることを強調している。リアルな描写は，堕胎行為の恐ろしさや我が子の命を絶つ行為であることを視覚に鮮明に訴え，罪を自覚させる効果があったろう。

残存している一連の絵馬には，明治20年代に奉納された物もあり，子ども数を抑制したいとの人びとの欲求が，時代を超えた根強いものであ

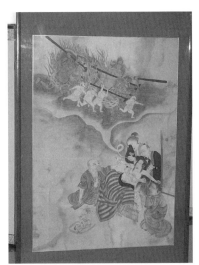

図5-2　関泉寺（宮城県刈田郡七ヶ宿町）の堕胎戒めの図

ったことがうかがえる。さらに，これら堕胎や間引き行為が容認された背景には，子どもに対する生殺与奪権が家族にあったこと，周囲の人びともその判断を暗黙の内に認めていたからであるとされる。

また，ウィリアム・R・ラフルーアは，「この世での生活を保証する一連の儀礼にかなりの程度依存しているとすれば，親やその関係者が，その過程の進行を妨げることもまた，正当な理由があれば許容されることになる。」そのような思考法が，「カミの子」と呼ばれた新生児や胎児を「聖なる世界に強制的に返すことも道徳的に可能な範囲内にあるとみなすことを可能にした」と論じている。

さらに，昭和初期の自宅出産において，出生児に明らかな身体的障害があった場合，出産を介助した産婆や助産婦がそのような子を「死産とした」「死産とする」と称して，あえて生かさず死産として届け出る例がみられ，それは「赤ん坊を殺すことではない」と語られる。これらは堕胎・間引きにみられる感覚とも共通する。

以上のように，母体内に芽生えた命が誕生しこの世で生き始めるためには，養育しようとする近親者の意思が不可欠であり，育てるか・育てないかの判断は，その家の状況と照らし合わせながら決定された。そして，それらは善悪の価値観とは異なる意識で行われてきたのである。

（3） 堕胎・間引きと子どもの魂

「間引き」の語源は，発芽した若芽の生育を促すため育ちの良いいくつかの芽を残し，それ以外を抜き去ることを意味する農業用語から転じた呼称とされる。地域によりオカエシ・モドス・カエス・ヒガエリなど多様な表現が存在するが，これは堕胎の場合も同様である。それらの表現は，「返す」「戻す」ことを意味するものが多く，子どもの魂をもといた世界に戻すだけとの意味合いが強く，命を絶つ・殺すという認識が希

薄であったことが推察される。

　また，間引きを行う際の基準として生まれた赤子が「産声を上げたら間引かない」と，産声を基準として出生直後に赤子の口鼻や胸を圧殺する例が多い。

　産声は，肺胞に空気が入り肺呼吸が始まる瞬間に発する第一声である。それによって赤子は，呼吸をして外界で生き始める。現在の病院出産では，出生児が速やかに肺呼吸に移行するよう，臍帯(さいたい)の拍動が停止する前に臍帯が切断され，同時に産声を上げさせるための処置が取られる。それに対して，自宅出産時代にみられた自然分娩(ぶんべん)においては，産声を上げるまで待ち，臍帯を拍動停止後に切断する例もみられる。その場合は，赤子が肺呼吸を開始するまでの時間が長くなるという。呼吸開始以前の時間は，生れてはいるが未だ生き始めてはいない境界領域でもある。このような出産における胎児の生理的変化を背景として，殺すことではない・魂を返すことと解釈されたのであろう。

　間引きの要因は，通常，子沢山や貧困などが挙げられるが，福島県奥会津地方では，兄弟姉妹の間隔をあけるためのものをマビキ，それ以後子どもがいらないというときにはオシカエシと称し，呼称による明確な区別があった。また，親の年齢と子どもの出生年・親と出生児の性別との相性などもその原因となったことが報告されている。

　明治期から昭和初期に至るまでの新聞記事をみると，間引きと同じ方法による嬰児殺しや遺胎の処置がみられ，長い間，民間では密かに実行され続けていたことを示す。

2. 胎児生命と胎児供養

(1) 人工妊娠中絶の受容と胎児供養の始まり

　1948（昭和23）年，優生保護法制定に伴い条件付きで中絶が認可され

表5-1　産科医療と胎児供養

年　代	産科医療関係	胎児供養その他
昭和11年(1936)	胎児心音描写装置＝妊娠・分娩の正常異常の判断，新生児期の心音研究	
23年(1948)	優生保護法制定，人工妊娠中絶認可（中絶可能時期：胎児が母体外でその生命を保続できない時期）	墓地埋葬等に関する法律制定＝4箇月以上の死胎は埋葬しなければならない
24年(1949)	優生保護法一部改正＝経済的要件認可	
26年(1951)		＊産科医200余名による堕胎児の慰霊祭：総持寺（横浜市）
27年(1952)	優生保護法改正＝手続きの簡略化　受胎調節実地指導行政主導で開始	死産児供養：日本慈恵協会（胞衣業者）
28年(1953)	中絶可能時期：妊娠第8月未満	法悦協会（日本母性保護医協会）による第1回水子供養（東京都増上寺）～昭和35年第8回まで開催
29年(1954)	日本家族計画協会設立	
30年(1955)	30年代：分娩監視装置発明＝胎児心音・心拍，陣痛の測定	＊胎児葬：東法協会（胞衣会社）が正受院（東京都）で行う
32年(1957)		＊＊愛護地蔵建立：個人による（東京都）
34年(1959)	トーイツ式婦人科用万能吸引器，日本母性保護医協会が斡旋＝安全，簡単に中絶可能	人工中絶未成児慰霊祭：岩手県助産婦会，盛岡市，婦人会連合（盛岡市久昌寺）
35年(1960)	分娩監視装置実用化	未成児慰霊祭：山形県助産婦会（山形市長源寺）
36年(1961)	胎児大横径計測法：胎児計測開始	水子地蔵尊建立，第1回供養祭：鳴子熱帯植物園（宮城県）
39年(1964)	超音波ドプラ法による胎児心拍検出	
40年(1965)		清源寺「子育ていのちの地蔵尊」建立，第1回供養祭～現在
41年(1966)	第1回ME委員会（日本産科婦人科学会）＝医用電気機器の規定・安全性	「産婦人科の超音波利用」「産婦人科の超音波診断の本格利用はじまる」（5／24付河北新報）

年		
42年（1967）	Aモード法による胎児心拍検出，胎児UCG	全国流産児無縁霊供養塔：生長の家宇治別格本山（京都府）
43年（1968）	超音波ドプラ法による胎児心拍数連続記録	
45年（1970）	電池電源式ドプラ胎児心拍検出装置完成	
46年（1971）	電子リニア装置超音波診断装置開発：胎児の動きをリアルタイムで捉えること実現	水子供養専門寺院として紫雲山地蔵寺開山，水子地蔵尊建立，第1回水子供養祭（埼玉県）
47年（1972）	臨床用胎児心電計規格作成・超音波断層装置の安全性調査検討	
49年（1974）		教皇庁教理聖省宣言：カトリック「受精の瞬間から人」
50年（1975）	超音波断層法の臨床活用＝妊娠5週から確認が可能となる	
51年（1976）	中絶可能時期：妊娠第7月未満	
52年（1977）	臨床用胎児心電計規格・臨床用分娩監視装置安全基準設置	
〜	国内初の超音波診断装置発売（持田製薬）＝妊娠分娩の早期診断可能，前置胎盤・切迫流産などの早期発見	
53年（1978）	産科用電子リニア走査型超音波診断装置製品化（コンパクト化成功），分娩監視装置88.5%設置（日産婦登録機関対象）	
54年（1979）	妊娠可能時期：妊娠第23週以前と表現改正	
55年（1980）	超音波診断装置小型化・廉価＝日常診断用機器，静止断層装置・リアルタイム断層装置	
57年（1982）	超音波断層装置とラマーズ法による分娩	
59年（1984）	超音波ドップラー胎動計＝胎動速読可能受精後約20日で胎児心拍観察可能となる。これ以前は妊婦の自覚により超音波で確認。	

平成3年(1991)	中絶可能時期：妊娠第22週以前	
平成7年(1995)	３Ｄ表示機能内蔵の診断装置商品化	
平成8年(1996)	優生保護法改正，母体保護法となる，優生に関する事項削除	
平成9年(1997)	３Ｄ表示機能付き超音波内視鏡商品化	
平成12年(2000)	受精卵（胚）は「生命の萌芽」：文部科学省	
平成13年(2001)	受精卵（胚）の臓器分化をもって「生命の始まり」とする：日本産科婦人科学会	
平成14年(2002)	３Ｄ動画像機能（４Ｄ）搭載の診断装置製品化	
平成21年(2009)		2000～2009年胎児異常理由とする中絶1990～1999に比べ倍増（日本産婦人科医会）
平成25年(2013)	新型出生前診断開始	新型出生前診断開始以後2014年まで，異常診断の９割以上中絶選択

参考：『日本産科婦人科学会雑誌』 1945～1984 日本産科婦人科学会,『二十周年記念』1970日本母性保護医協会,『日本超音波医学会50周年記念誌』2013 超音波医学会より鈴木由利子作成．＊は荻野美穂『家族計画への道』2008，岩波書店，＊＊は清水邦彦「昭和四五年以前からの水子供養」『西郊民俗』148，1994，西郊民俗の会による。

た。翌年以降は，経済的理由による認可や手続きの簡略化によって，中絶手術の届出件数は急増した。日本が「中絶天国」と称された時代である。人びとが子ども数を抑制するための手段として，中絶を抵抗なく受容したことは，1955（昭和30）年に中絶件数約117万件と最高値を示したこと，同年の出生数が約173万人であったことなどからも明らかである。

　また，当時の中絶体験者たちが，中絶したことを「とってもらう」「とってもらった」など，まるで腫瘍を切除したかのように表現するこ

とがあり，これに象徴されるように，中絶認可当初の中絶体験者たちには，我が子の命を絶ったという認識が希薄で，中絶した胎児を供養の対象とすることはなかった。その一方で，中絶手術を担当した産科医やその現場に立ち会った助産婦，中絶胎児の処理を担った胞衣業者（胎盤・臍帯などの処分を行う業者）など，中絶胎児に「命」を認識せざるを得なかった人びとによって，中絶認可後間もなくから，胎児の供養が行われたことも事実である。当時は，中絶可能な月数に関する具体的規程がなく娩出した胎児が産声を上げる例もあり，供養の必要を感じざるを得ない状況もあった。医療者や胞衣業者による供養は，主催する団体により人工未生児供養・胎児葬などさまざまな名称で営まれた（表 5-1）。

（2） 水子供養の萌芽

　中絶体験者を対象とした中絶胎児の供養が提示されたのは，1960年代半ば以降のことである。この背景には，中絶認可条件の厳格化を目指す「いのちを大切にする運動」の影響があった。運動の主催者の呼びかけにより，1965（昭和40）年に都内の寺院（清源寺）に「子育ていのちの地蔵尊」（図 5-3）が，一般の寄付を募って建立され，年一回の供養祭が開始された。この地蔵は幼子を抱く姿で，一般に知られる水子地蔵像の萌芽ともいうべき様式である。しかし，供養対象に不慮の事故死者を含み，中絶胎児の供養専用ではなかった点，広く周知されるには至らなかった点で，現在の水子供養の直接の源流とはならなかった。

　水子供養が全国的に知られるようになるのは，1971（昭和46）年，埼玉県秩父郡に中絶胎児の供養を専門に行う紫雲山地蔵寺が開山したことに始まる。初代住職は，前述した「いのちを大切にする運動」の協賛者でもあった。地蔵寺では，中絶胎児を「水子」，その供養を「水子供養」と称し，本尊として数人の幼子を伴う様式の地蔵像を独自に制作した。

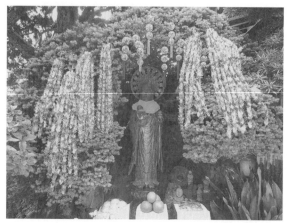

図5-3　清源寺　子育ていのちの地蔵尊（東京都新宿区戸山）

そして，中絶された胎児の霊魂は，家族に不幸を及ぼす存在であると説明し供養の必要性を説いた。寺では，定期的な合同供養を行うとともに，常時，参詣者たちの個別供養に応じた。また，個人による石地蔵の奉納を推奨し，境内にその設置場所を設けた。このような地蔵寺の水子供養の在り方は，その後，全国的に展開し多くの寺院が「水子供養」の名称で行うようになった。これら水子供養の担い手は，中絶認可当時の中絶体験者たちで，それまで供養の対象としなかった中絶した我が子の供養を始めたのである。このような経緯を経て水子供養は，1970年代末から1980年代初めにかけて全国的な流行を生み出した。

(3)　水子供養流行とその背景

　水子供養が急速に広まったのはなぜであろうか，以下，その社会的背景について考えてみたい。
　1970年代半ば，妊婦検診の際に超音波断層装置が使用され始め，母体内の胎児が確認可能となった。これと前後して，受精卵や受胎など生命

の誕生に関する映像あるいは不妊治療や体外受精・人工授精などの情報が，テレビや新聞などのメディアを通して日常的にお茶の間に届けられるようになった。それまで不可能であった命の誕生や母体内の胎児が可視化され，それは胎児を個別の命・我が子と見なす認識を芽生えさせていった。そのような過程で，かつて中絶した胎児にも人の命を認識し，命を絶ったことへの罪悪感を深めたことが人びとを供養へと向かわせた要因であろう。胎児に人の命を感じることのなかった時代から，命を感じざるを得ない時代へと変化したことで中絶胎児への供養が開始されたのである。

（4） 水子供養の現在

現在，水子供養は多くの寺院で行われ，境内に水子地蔵像や水子観音像が祀（まつ）られたり，水子供養を行う旨を明示する寺も多い。さらに，中絶胎児を対象としていた供養は，いつの頃からか病気や事故などで命を全うできなかった幼子の供養としても行われるようになった。また，子どもの霊魂供養の場としてだけではなく，子育て守護や子授け祈願の場になっている例などもある。この世に誕生できなかった胎児の魂，命を全うできなかった幼子の魂は，再び誕生を待つ魂としてもとらえられているようである。

その一方で，親や兄弟姉妹たちに不幸を及ぼすとされた中絶胎児の霊は，時の経過とともにその孫世代にも負の影響を及ぼす存在と見なされ始めている。祖父母・両親・孫の三世代で水子供養に訪れる例もあり，中絶胎児が及ぼす不幸は，家や血縁を通して継承されると認識されていることがわかる。

近年は，生殖補助医療の進展により不妊治療も盛んであるが，そこでは誕生に至らない命も少なくない。また，新型出生前診断により異常が

あると診断された場合には，9割以上が中絶を選択することが問題ともなっている。

胎児に確かな命を認識する一方で，そこで失われる命・選択される命が存在する。水子供養を行う寺院では，この10年程の間に超音波写真や小さな遺骨を持参して，供養を依頼する参詣者が増加傾向にある。水子供養の現場は，その時代の子どもの死の有り様を映し出している。

3．まとめ

堕胎・間引きの時代から，合法的に中絶が行われる時代へと，子どもの出生を抑制する方法は変化してきた。中絶認可直後の中絶届出件数の急増は，子どもの数を制限したいという人びとの欲求がいかに強かったかを示し，堕胎・間引きが行われた時代との意識の共通性も認められる。さらに，望まない子どもに対しては，「人の死」とは見なさず供養の対象ともしなかった時代は長い。

中絶胎児の供養の変遷をみると，中絶認可直後に，中絶手術を担った医療関係者や遺胎処理を担った胞衣業者らにより開始されたが，中絶体験者自身による供養の始まりはそれより20年近く経た後である。その契機となったのは，水子供養専門寺院が開山したこと，妊婦検診に超音波断層装置が導入され母体内の胎児が可視化され胎児に個の命を認識するようになったことなどが背景となり，1970年代半ば以降は急速に浸透した。

近年は，不妊治療のなかで失われる命や新型出生前診断による異常の判定で中絶した胎児など，かつて想定しなかった胎児の死に際しても水子供養が行われるようになっている。

参考文献

千葉徳爾・大津忠男『間引きと水子』（農山漁村文化協会　1983）
森栗茂一『不思議谷の子供たち』（新人物往来社　1995）
荻野美穂「家族計画」への道―近代日本の生殖をめぐる政治』（岩波書店　2008）
髙橋三郎編『水子供養』（行路書房　1999）
ウィリアム・R・ラフルーア『水子＜中絶＞をめぐる日本文化の底流』（青木書店　2006）
安井眞奈美編　『出産の民俗学・文化人類学』（勉誠出版　2014）
新村　拓　『出産と生殖観の歴史』（法政大学出版局　1996）

1. 堕胎・間引きに見る「生」と「死」の認識と，現代人の認識との違いを考えてみよう。
2. 胎児に対する認識の変遷と水子供養の始まりについて考えてみよう。
3. 近年，新型出生前診断の精度が高まり，胎児異常による中絶が問題視されているが，この是非について考えてみよう。

6 流産・死産をめぐる胎児観

鈴木由利子

≪目標&ポイント≫ 誕生を心待ちにしていた我が子が，流産や死産によって突然亡くなったとき，家族は深い悲嘆を経験し，長期間そこから抜け出せないことが少なくない。本章では，死児に対する霊魂観の変遷を民俗学的視点で考察するとともに，流産・死産による子どもの死をめぐる現代的問題について考える。

≪キーワード≫ 流産，死産，胎児観，霊魂観，子どもの葬法

1. 子どもの葬法にみる霊魂観

　明治期以降現在に至るまでの死亡統計をみると，明治・大正期には子どもの死亡が圧倒的に高い割合を占めていたことがわかる。80歳以上の死亡が大多数を占める現在とは対象的である（表6-1）。しかし，ここに記載されている死亡した子どもは，出生後に死亡した子どもで流産や死産は含まないが，誕生前の子どもの死も多かったであろうことは推測できる。ここでは流産・死産を含む子どもの死とその葬り方を紹介しながら，子どもの死や霊魂に関して考える。

（1） 子どもの死と葬法
　胎児期から少年少女期に至るまで，「子ども」と呼ばれる範囲は広くその間の子どもの成長は著しい。したがって，子どもが亡くなった場合，それぞれの年齢の子どもに対する人びとの心情も異なることが推測

第6章 流産・死産をめぐる胎児観　105

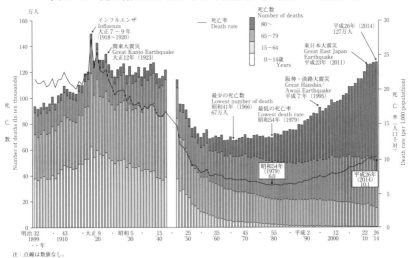

表6-1　死亡数および死亡率の年次推移（明治32～平成26年）

〔出典：『我が国の人口動態―平成26年までの動向』平成28年，厚生労働省大臣官房統計情報部編〕

できる。

　図6-1「子どもの死とその処置」は，昭和初期までみられた死児の葬り方を整理したものである。

　まず，子どもの誕生を「望んだ子ども」と「望まない子ども」に分け，「望んだ子ども」が夭折した場合を「不慮の死」，堕胎や間引きなど人為的に命を絶たれた場合を「故意の死」として死後の扱いを整理した。

　「望んだ子ども」の場合，流産・死産あるいは誕生間もない嬰児は，人の形を成していれば，墓に埋葬したり簡単な葬式後に埋葬する例もみられるものの，おおむね後述する堕胎・間引きの遺胎と同じく胞衣として処置されることが多かった。それに対して，誕生を望み養育した子どもの場合は，幼い程その死を周囲に公表せず内々で葬る例や，3歳，7

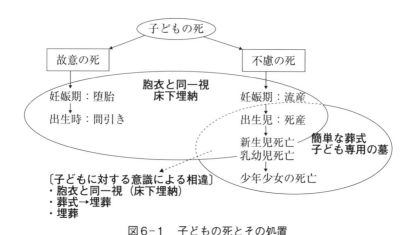

図6-1 子どもの死とその処置

歳, 12, 3歳などの年齢を基準として, それ以下は埋葬のみ, それ以上は葬式後に埋葬される例がみられる。しかしその場合も, 大人の葬儀よりもはるかに簡単に営まれた。

堕胎や間引きによる「故意の死」の場合, 墓への埋葬や葬式などの葬送儀礼は行われず, 人の死としての扱いがみられない。遺胎は, 家の床下へ埋める・海や川に流す・山野へ投棄したり埋める例が多く, これは胞衣（胎盤・臍帯など）の始末と同様であり, 胞衣と同一視していたことを示す。前述した流産・死産・生まれて間もない嬰児の場合にも多くみられる扱いである。ただし, 家の床下に埋める方法を床下葬法・床下埋葬と称し, 子ども特有の葬り方であるとの解釈もある。

以上, 子どもの死の扱いをみると, ある程度養育した子どもは夭折しても葬送儀礼の対象となるが, 流産・死産・誕生直後に死亡した嬰児や堕胎・間引きの場合は, 葬送の儀礼が営まれることはなく胎児を人と見なす感覚が希薄であった点が明らかになる。

（2） 胎児観の変化と胎児の死

　ここでは胎児に対する認識の変化について，1970年代末から1980年代初めの流産・死産の経験者，および現在の流産・死産の経験者からの体験談をもとに考える。前者は，超音波断層装置が妊婦検診に使用さる前後に出産年齢を迎えた世代である。さらに両世代は，現出産世代とその親世代でもある。

　かつて，出産は「棺桶に片足を入れて臨むようなもの」あるいは「お産は何が起こるかわからない」「産着やオシメは生まれる前に作るものではない」などといわれ，予期しない不幸な事態が起こり得るものとの共通理解があった。昭和初期の自宅出産では，出生直後の赤子はあり合わせの布で包み，生後3日目になって初めて産着を着せる習わしがあった。これは無事に生まれてもすぐに亡くなる嬰児が多く，その時期を無事に過ごした後で産着を着せ，ようやく人として生き始めたことを祝う儀礼でもあった。

　そのような時代を経て，昭和40年代には病院出産が一般化し，妊娠や出産の安全性は担保されるようになった。1970年代半ば以降になると，超音波断層装置により母体内の胎児は可視化された。その一方では，妊娠や出産の危険に関する伝承も未だ生きていた時代でもあり，流産は「よくあること」とされ，「また妊娠すればよい」と考える人が多かった。したがって，深い悲しみが長期にわたることは一般的ではなかった。

　また，死産した場合，「亡くなった子を見ない方がよい」「会わない方がよい」「形見を残さない方がよい」というのが当時の常識でもあった。周囲からは，「仕方がないこと」「命がなかったのだ」「たとえ育っても弱い子だった」と慰められ，「いつまでも悲しんでいると成仏しない」「遺骨は早く納骨した方がよい」など近親者からの助言も受けた。

このように，亡くした子どもに過度に執着せず諦める(あきら)ことが良しとされた。それに対して，死産を経験した母たちも「そういうものなのだ」と受容した。

現在は，超音波診断の精度も上がり妊婦検診の際には，胎児の動画を携帯電話に送信するサービスなども行われることも多い。出産が危険であるという認識はなくなり，妊娠中に育児用品を豊富に調えることも当たり前になり，出生予定日140日前からの学資保険加入も可能である。最近は，母体内の我が子に胎児のときだけの愛称「胎児ネーム」をつけて語り掛けることも一般化している。そのなかで，胎児を個の命・唯一無二の命・我が子と見なす感覚は揺るぎないものとなり，初期の流産であっても「我が子の死」と感じる傾向が強い。死産の場合はなおさらで，長期間立ち直れない例が少なくない。

現在は，死産率・乳幼児死亡率ともに著しく減少し，同じ経験を持つ人と直接めぐり合うことは稀(まれ)で，それによっても経験者は孤立しがちになる。周囲の人びとは，流産や死産を知っても，それにあえて触れる事は無く，経験者自身も安易に触れられることを嫌悪する。反面，心の内では経験者の思いを知りたい欲求が強く，インターネットで経験談を検索する事も多い。さらに，親世代との認識の相違が表出し，お互いの関係に溝が生まれる状況もみられる。

2. 流産・死産をめぐる儀礼

「墓地，埋葬等に関する法律」（昭和23年施行，以下　墓埋法）では，「妊娠4箇月以上の遺胎は埋葬しなければならない」との規程があり，それ未満の遺胎は，胎盤として処理されても法的な問題とならない。しかし，子どもの誕生を待ちわびる者にとっては，たとえ人の形を成さない初期の流産でも，人の死・我が子の死であることに変わりない。

2002年に「誕生死」という語が，流産・死産・新生児死を経験した親たちによって造られた。これは，確かに母体内に誕生した命ではあるが，生きて生まれることなく亡くなったことを意味する造語である。胎児の生死が，人の生死と同等であることを象徴する語でもある。

（１） 流産と儀礼

　流産の場合，人の形を成していなかったり妊娠４箇月未満の胎児は胎盤とともに病院が処理する例は多い。

　親世代では，これを当たり前のことと考える。また，月経の遅れと区別がつき難い初期の流産であれば，「流産だったかもしれない」と思いつつあまり気にすることはなかった。たとえ，妊娠が確実になった後の流産の場合でも，近親者や知人などから，流産の経験談や慰めの言葉を直接聞き，「自分だけではないのだ」と知ることができた。

　一方，お祓い(はら)をしてもらった，お札を受けて身につけたなど気持ちに一区切りをつけるための知恵もさまざまみられた。流産という危機的な状況に際して，親しい人びとからの直接的・間接的な働きかけが，悲しみを過度に長引かせず，悲嘆から抜け出すきっかけとして作用していたのが親世代である。

　それに対して現在は，薬局で手軽に手に入る妊娠検査薬によって，生理予定日後一週間でほぼ確実な結果が出る。流産は，ごく初期であっても確かな事実として突き付けられることになる。

　流産を「我が子」の死と認識している典型的な例として，「病院で流産の処置が行われた後，胞衣業者が遺胎を引き取りにきた。それが著しく心情を害し，自分たちで葬儀社を依頼して葬送した」との経験談がある。このように現在は，たとえ妊娠月数が浅くとも，そこに確かな命・我が子意識を持つ時代である。

(2) 死産と儀礼

　親世代の場合，死産児や出生直後に亡くなった子どもに対面しない方が良いとされ，母たちも「そういうものなのだ」と受容したことは記した。近親者たちは，死産後間もなくから見舞いに訪れ，自らの死産経験を語ったり慰めたり励ましたりした。それを聞いた母は「自分だけではないのだ」と知り，落胆から立ち直るための少しのきっかけをつかんだ。さらに，「また産める」「また産めばいい」との言葉に，「また産めるのだ」とか「また，産もう」と思ったという母たちは少なくない。亡くした子を唯一無二の命・個の命とする認識がさほど強くなく，子どもはまた産まれるもの，命はまた宿るものと考えていたのである。

　このほか，死産した嫁に対して舅(しゅうと)が「死のケガレがあるので地域の祭礼に参加しない」と伝えた際，嫁が「死産でも人の死と認めてくれたと思った」と語り，舅の「落ち着いたら死産を皆に知らせて葬式をする」との言葉に，嫁は「亡くなった子が認められていると感じた，その後，多くの人が参列して葬式をしたが，それで気持ちにひとつ区切りがついた」と語った。この経験談は，世代間の価値観が共有されていたことを示すとともに，たとえ死産であっても，周囲から承認され人の死として認められること，場合によっては葬送のための儀礼を執行することがいかに大切であるかを明らかにする。人として承認し死者として送り出す一連の儀礼は，我が子の死を苦しみながらも客観視し受容するためのものでもある。

　死産ではあったが，医師の配慮により出生後の死亡として戸籍に入れたとの例もあり，各々の事情を考慮して臨機応変な対応が可能な時代であったことがうかがえる。

　以上，親世代の経験談から明らかになるのは，価値観が共有された親密な人間関係のなかで機能していた，悲嘆へのケアの在り様である。

それに比べると，現在は親戚との付き合いの範囲も縮小し，その関係も希薄化している。さらに，プライベートな部分には立ち入るべきでないとの社会的な共通認識もあり，最も近しい関係である親との間には，世代による意識の相違も存在している。

3. 悲嘆に寄り添う――「With ゆう」の調査から

　流産死産の経験者が悲しみを抱えたまま孤立しがちな現在，彼らを支えるための活動が行われている。「流産・死産・新生児死等で子どもを亡くした家族の会 With ゆう」の活動から現代的問題を考えてみる。

（1）「With ゆう」の役割

　「With ゆう」は，2002年に死産経験者である母親によって仙台市に設立された。会を立ち上げた理由について，当時，新生児死亡を経験した親の会はあったが，流産・死産を対象としたものがなかったため，独自に作るしかなかったと語る。この会は，インターネットのホームページを通じて情報を提供し，年数回の「お話会」を開催して，経験者同士の交流をはかっている。

　「お話会」は自由参加で，ときにより医師などの医療関係者も出席して傾聴などが行われる。参加者同士は緩やかに結び付いており，会として何らの義務や強制力はない。全国に数カ所の支部があるが，それぞれ世話役の事情に合わせ，活動したり休止したりとさまざまである。それは，世話役自身が子どもを亡くした経験者であるため，そのときどきの心身の状況により無理なくかかわる必要があるためである。

　「お話会」は毎回2～3時間程で，参加者たちは自身の経験を語り，他者の経験を聞く。悲しみや苦しみに共感し共有する場であり，胸の内をさらけ出せる場でもある。このような活動をもとに，研究機関への協

力や講演会あるいはシンポジウムなどへの参加など，経験者の立場で，問題提起や提言を行い続けることも目的の一つである．

(2) 悲嘆を共有するということ

　病院出産が9割以上を占める現在，流産・死産への対処は病院内で行われることになる．その場合，親たちのほとんどは医療者への不信感と不快感を抱く．

　突然の悲嘆に母親は混乱状態に陥るが，一方で，母たちは周囲の状況を逐一鮮明に記憶してもいる．特に，医療者の対応には非常に敏感で，子どもが亡くなった途端に医療者が無関心になった，冷淡になったと感じる．その点について，死亡と同時に医療の対象でなくなるからであろうとも語られる．

　医師や看護師のちょっとした言葉が，後々悲嘆から抜け出す大きな力になる一方で，彼等の言葉が悲嘆を長引かせる原因になることもある．また，入院中の食事にほかの産婦と同じ祝い膳が出た，無事出産を終えた人と同室であった，病院職員から「おめでとう」の声が掛かる，さらに一ヶ月検診の際に子どもを連れていない理由を受付・看護師・医師と繰り返し聞かれたなど，病院側の配慮を求める声も多い．

　また，慌ただしい別れのため「我が子に何もしてあげられなかった」という思いが後々まで強く残り，戸籍に記載されず遺品や思い出さえ残らないことで，生きていた確かな証がないと感じる．

　母たちの多くが，流産・死産を自身の罪として感じるが，それは「そう感じたい」「そう感じることが贖罪になる」と，自身が苦しむことそのものが子どもへの償いになると思うからだといい，それは苦しみを日常化させことにもなる．

　母がぬいぐるみを持ち歩いたり，ベビーカーを押して歩いたりするな

ど，周囲からみると精神に異常をきたしたと見なされる場合もあるという。しかし，経験者たちにとっては，それらは何ら病的な行動ではなく，そのような状態を経ながら徐々に日常に戻れるのだという。

　人によっては悲しみに耐えられなくなり，それまでの生活や風景から抜け出したい，リセットしたいという強い欲求により，家具などを廃棄したり引っ越する例も珍しくない。さらに，幼い兄弟姉妹にとっては，親たちが悲しむ姿に心理的負担を感じていてもうまくそれを表現できず，特異な行動をすることがある。夫婦間でも，男女の悲嘆の感じ方や表現の違いが表出し，不信感が払拭できずに離婚に至るケースも多い。

　また，子どもを亡くした後には，次子の妊娠への期待が大きくなるが，再び同じ状況に陥るのではないかとの恐怖心も働く。それを乗り越え無事に待望の子どもが生れても，可愛いと思えず虐待に走るケースもみられる。

　「Withゆう」の代表者によると，このような多様な問題を回避するためには，十分に悲しむ時間を持つこと，さまざまな悲嘆のあらわれ方を理解することが必要で，それには長期間にわたるケアが必要であると語る。

（3）「ものがたりづくり」を支える

　「Withゆう」代表者は，会の役割は一言でいうなら「ものがたりづくり」を支えることであると語る。亡くなった子どもの生きた証やその意味を見出すこと，さらに，亡くした子どもを身近に感じながら，その子とともに歩んで行けるよう家族を支えることだという。子どもとともに家族の「ものがたり」を築いていくことで，少しずつ深い悲しみの淵から抜け出すことができるのだという。

　亡くした子どもとの関係について，以下のような話が聞かれる。

「お話会」の参加者同士の交流のなかで，親同士の交流はもちろんのこと，その子どもたちの魂も出会い交流する。たとえば，亡くなった日を誕生日と見なして，我が子のお誕生会に子どもの魂を招き合ったり，天国でお友達になっていることを想像し，母たちがおしゃべりをする。さらに，子どもの存在を示す霊的な体験もたびたび語られ，それは子どもの存在を感じることのできるときでもある。

日常の暮らしでは，父母の傍らには必ず子どもの魂が寄り添い，「～ちゃんが，今～と言っている」など，子どもを交えた会話が展開する。

これら霊的な話題は，経験者同士の会話や家族の暮らしにおいて，かなり大きな比重を占めていることは確かである。子どもたちの魂は，家族にとって身近な存在として生き続けており，家族の一人としての役割を担っている。

「With ゆう」の参加者たちの語りからは，悲嘆を経験した者にとって，悲しみを共感・共有し，寄り添い支えてくれる人の存在が必要であること，亡くなった子どもは忘れ去る存在ではなく，家族の一員として確かな位置を占めていることが明らかになる。

4．まとめ

流産・死産・生まれて間もなく亡くなった嬰児の葬り方を手掛かりに胎児観，霊魂観を考えた。流産・死産を「人の死」と見なさず，葬送儀礼の対象としなかった時代を経て，現在は「人の死」として認識する時代になった。それにより，流産・死産・新生児の死は，深い悲嘆を伴うようになった。そのような悲嘆に対して，かつては価値観を同じくする親密な人間関係のなかで構築されたケアの仕組みがあったが，人間関係が希薄化し死産や乳幼児死亡が減少した現在，親たちは悲嘆を抱えて孤立しがちである。医療現場においても，このような状況をふまえたケア

の方法の確立とその制度化を行うとともに，「With ゆう」など支援団体とも連携することが重要である。ケアに際しては，男女や世代による意識の相違，地域の習俗への理解，霊魂観や儀礼への理解などの視点も不可欠と考えられる。

参考文献

鎌田久子ほか『日本人の子産み・子育て―いま・むかし―』（勁草書房　1990）
国立歴史民俗博物館・山田慎也編『近代化のなかの誕生と死』（岩田書院　2013）
竹内正人『赤ちゃんの死へのまなざし』（中央法規　2010）
武田康男『いのちのケア　子どもの生と死に向き合う医療と療育』（協同医書出版社　2012）
流産死産新生児死で子をなくした親の会『誕生死』（三省堂　2002）

1．子どもに対する葬送儀礼の在り方から霊魂観を考えてみよう。
2．流産・死産への認識の変化を考えよう。
3．流産・死産・新生児死に対する悲嘆のケアの問題点を考えてみよう。

7 老いと病と死
―フレイルの知見を臨床に活かす

会田薫子

《目標＆ポイント》 超高齢社会におけるエンドオブライフ・ケアのあり方を考える際に，高齢者の身体的な加齢変性に関する理解を深めることは大切である。その意味で近年のフレイルの知見は重要である。高齢者の医療とケアに関して，フレイルの評価に基づいて適切に判断することが求められている。フレイルの評価は介護予防の観点だけでなく，治療方針の決定や，人生の最終段階における適切な医療とケアの選択のためにも重要である。フレイルな高齢者においてはストレッサーに対する脆弱性が増しており，投薬や治療行為もストレッサーとなって機能低下や死につながることがある。フレイルの進行に伴って，侵襲性の高い医療行為は益よりも害をもたらすことが多くなる。フレイル評価を緩和ケアの指標とすることや，重度フレイルの場合は緩和ケアのアプローチを基本としたエンドオブライフ・ケアを行うことの意義も報告されている。高齢患者の尊厳を損なわず，本人らしい人生の集大成を支援するために，フレイルが進行した高齢者において侵襲性の高い治療法を避けることは臨床上の適切な選択肢といえる。

《キーワード》 フレイル（frailty），身体的フレイル，臨床フレイル・スケール，心肺蘇生法（CPR），エンドオブライフ・ケア，エイジズム，超高齢社会

1．長寿社会とフレイル

（1） 長命か長寿か

　65歳以上の高齢者人口が総人口に占める割合のことを高齢化率といい，高齢化率が7％を超した社会を高齢化社会，つまり高齢に向かって

いる社会と呼んでいる。その2倍である14％を超すと高齢社会といい，3倍の21％を超過した社会を超高齢社会という[1]。

　日本は1970年に高齢化社会になり，1994年に高齢社会になり，2007年には世界最初の超高齢社会になった。2060年には高齢化率は39.9％に達すると推計されている（国立社会保障・人口問題研究所「日本の将来推計人口」）。

　第二次世界大戦後の復興期を経て日本が高度経済成長期に入った1955年，女性の平均寿命は67.75年であったが，その30年後の1985年には初めて80年を超え，2020年には87.74年となった。男性の平均寿命は1955年には63.60年であったが，半世紀後の2013年に初めて80年を超え，2020年には81.64年となった。

　平均寿命は0歳児の平均余命である。平均余命とはその年齢の人が平均してあと何年生きるかという統計値である。2020年に80歳の人の場合，平均余命は女性なら12.28年，男性なら9.42年である（厚生労働省．「主な年齢の平均余命」）。

　現在，日本は世界でトップレベルの長生きできる国である。これを長寿社会という人もいるが，いや，長命社会ではあるが長寿社会とはいえないという人もいる。その要因は複数あるが，その一つに，エンドオブライフ・ケア（end-of-life care），つまり人生の最終段階の医療とケアに対する不安と不信があるのではないだろうか。長命の先にある生き終わり方とそこに至る道のりの現状に，多くの人が問題を見出し不安を抱えているのではないだろうか。

　本章では，長命社会を長寿社会に変えるために必要なエンドオブライフ・ケアの改善を，フレイル（frailty）という概念を参照して検討する。

　フレイルに関する新たな知見を取り入れることによって，超高齢社会における医療とケアに新たな視点がもたらされ，倫理的に適切な医療と

ケアのあり方が実現されると考える。

（2） フレイルとは何か

近年，世界の老年学分野では frailty という概念に注目が集まり，多数の研究が行われている。その臨床的重要性と有用性に鑑みて，日本老年医学会は2014年に frailty の日本での用語を「フレイル」として，医療・介護従事者や一般市民への浸透をはかっている。

日本老年医学会によると，「フレイルとは高齢期に生理的予備能が低下することでストレスに対する脆弱性が亢進し，生活機能障害，要介護状態，死亡などの転帰に陥りやすくなる状態で，筋力の低下により動作の俊敏性が失われて転倒しやすくなるような身体的問題のみならず，認知機能障害やうつなどの精神・心理的問題，独居や経済的困窮などの社会的問題を含む概念」（日本老年医学会，「フレイルに関する日本老年医学会からのステートメント」）である。

フレイルは，従来，年齢で判断されがちであった老年に特徴的な諸問題に関して，年齢とは独立した予測因子となることがしだいに明らかにされ，注目されている。

フレイルの有無と程度に関しては個人差が大きいため，何歳からそれが問題になると一概にはいえないが，フレイルに関する近年の論文21篇を分析した論文は，フレイルの発現頻度は加齢によって増加し，80歳以上で顕著になると報告している（Collard ら　2012）。

（3） フレイル・コンセンサス会議

2013年に発表された国際フレイル・コンセンサス会議の報告書は，「フレイルは身体的または心理的あるいはその統合型であり，時間の経過に伴い悪化するが，改善もありうる動的な状態」（Morley ら　2013）とし

ている。盛んに研究が進められている段階であり，世界標準の定義はまだ策定されていない。同国際会議には，老年学と老年医学さらに栄養学に関する主要な国際学会と欧米の関連学会の合計6団体の代表者らとフレイルの分野で世界的に著名な専門家らが参加した。

　この国際フレイル・コンセンサス会議ではフレイルの統一定義を採択するには至らなかったが，個人の全般的な状態である広義のフレイルと，医学的な症候群である身体的フレイルを区別すべきということについては合意が得られた。上述の日本老年医学会のフレイルの定義は広義の定義の試みと考えられる。

　そして同国際会議では身体的フレイルの特徴についてはおおよその合意をみた。それによると，身体的フレイルは重要な医学的な症候群と位置づけられ，以下のように定義されている。

　「身体的フレイルは複数の要因による医学的な症候群であり，体力や耐久力の衰えと生理機能の低下によって脆弱性が増し，要介護状態になりやすくなったり，死亡のリスクが高まったりすることを特徴とする」（Morley ら　2013）

　身体的フレイルは主には加齢を要因とするが，さまざまな疾患や外傷の結果として起こることもある。そして，フレイルになるとささいなことでもそれが引き金になって機能障害につながり，要介護状態になったり死亡したりする。

　しかし身体的フレイルは障がいそのものではない。これは同国際会議でも確認されているが，紛らわしいので注意を要する。これについて筆者は以下のように考える。たとえば，80歳で日常生活動作（activities of daily living：ADL）に問題がなく自立生活を送っていた人が突然の脳血管疾患によって半身麻痺となった場合，障がいのためにADLは大きく低下するが，これはフレイルとなったことを必ずしも意味しない。た

だ．高齢者の場合は脳血管疾患に罹患したことによってフレイルが惹
起される恐れは大いにある。

　フレイルの進行とADLの低下が同一の概念ではないことは，高齢者
以外を想定すると理解しやすい。たとえば，若年者が事故のために脊髄
を損傷し障がい者となった場合，ADLは大きく低下するがフレイルに
なったわけではない。同様にパラリンピックの選手は何らかの障がいを
有する人びとだが，彼らはまったくフレイルではない。

　このように，フレイルは障がいではなく，フレイルの進行とADLの
低下は同一の事象ではないが，高齢者においては加齢によってフレイル
が進行し，そのためにADLが低下することは通常のことなので，臨床
像には重複するところが多くなる。

(4) スクリーニング法の開発

　フレイルの臨床上の重要性が認識されるにしたがって，高齢者がフレ
イルか否かをスクリーニングするための使いやすいスケールの開発が待
たれるようになった。

　フレイルのスクリーニングについて世界でしばしば引用されてきたの
は，米国の老年医学者Linda Friedらの研究（2001）である。Friedらは
「表現型」（phenotype）という用語を使い，心血管疾患に関する疫学調
査の知見をもとに，フレイルの特徴的な臨床像として，①体重減少，②
疲労感，③活動度の低下，④身体機能の低下（歩行速度の低下に特徴的
にあらわれる），⑤筋力の低下（測定しやすい指標として握力を用いる）
の5項目を挙げ，これらをフレイルの5つの表現型とした。そして，こ
の5項目をフレイル判断の指標として，3項目以上に該当するとフレイ
ル，2項目までならばプレ・フレイル（フレイルの前段階）と判断でき
るとしている。

国際フレイル・コンセンサス会議ではこの改良版として，他の研究グループの知見も合わせて，「CHSフレイル・スクリーニング・スケール (Cardiovascular Health Study Frailty Screening Scale)」（表7-1）をスクリーニング・ツールの一つとして挙げている。このツールの使用に関しては人種差に留意を要するため日本でそのまま使用することはできないが，参考のためにここに掲げる。

　これらのツールで判断項目の一つとされている「筋力の低下」については，サルコペニアと呼ばれる筋肉量減少を特徴とする症候群であるとする見解が有力である。しかしサルコペニアがフレイルの下位概念でフレイルを構成する要素の一つなのか，または中心的な要素なのか，ある

表7-1　CHSフレイル・スクリーニング・スケール

＊3項目以上該当すればフレイル。1項目あるいは2項目ならプレ・フレイル（前フレイル）

1. 体重減少：ここ1年間で意図せず4.5kg以上の体重が減少した場合，または，60歳時の体重から1割以上減少した場合
2. 疲労感：ここ1ヶ月でこれまでになく疲れやすくなった・弱くなったという自己評価
3. 活動度の低下：身体的な活動の頻度の低下と活動時間の短縮。身体的な活動の例は，ウォーキング，体力を要する家事，屋外での体力を要する作業，ダンス，ボーリング，運動など
4. 緩慢な動作（歩行速度の低下）：（高齢女性の場合）
　　　身長が159cm未満の場合は7秒間の歩行距離が4メートル以内
　　　身長が159cm以上の場合は6秒間の歩行距離が4メートル以内
5. 筋力の低下（握力の低下）：BMI (body mass index) によって異なる

〔出典：Cardiovascular Health Study Frailty Screening Scale　会田薫子訳。Fried LPらの2001年の文献の知見に関して，Bandeen-Roche Kらが高齢女性に関して確認し開発した2006年の知見を参照。同表の掲載文献はMorleyらの2013年の文献〕

いは，フレイルはサルコペニアの拡大概念なのかどうかはまだ議論が継続している。

日本において高齢者がフレイルか否かを見分けるためには，厚生労働省の「基本チェックリスト」(表7-2)が使用しやすい。これは2006年以降，要介護認定で「非該当」(自立)と判定された高齢者と，要介護認定を申請していない高齢者を対象とする介護予防事業で使用されてきた自記式のチェックリストである。「基本チェックリスト」は最近の国内での研究によって，フレイルか否かの判別にも使用できることが確認

表7-2 基本チェックリスト

	No	質問項目	回答		得点
暮らしぶりその1	1	バスや電車で1人で外出していますか	0．はい	1．いいえ	
	2	日用品の買い物をしていますか	0．はい	1．いいえ	
	3	預貯金の出し入れをしていますか	0．はい	1．いいえ	
	4	友人の家を訪ねていますか	0．はい	1．いいえ	
	5	家族や友人の相談にのっていますか	0．はい	1．いいえ	
		No.1〜5の合計			
運動器関係	6	階段を手すりや壁をつたわらずに昇っていますか	0．はい	1．いいえ	
	7	椅子に座った状態から何もつかまらずに立ち上がってますか	0．はい	1．いいえ	
	8	15分間位続けて歩いていますか	0．はい	1．いいえ	
	9	この1年間に転んだことがありますか	1．はい	0．いいえ	
	10	転倒に対する不安は大きいですか	1．はい	0．いいえ	
		No.6〜10の合計		⇒ 3点以上	

栄養・口腔機能等の関係	11	6ヶ月間で2～3kg以上の体重減少はありましたか	1．はい	0．いいえ	
	12	身長（　　　cm）体重（　　　kg） （＊BMI 18.5未満なら該当） ＊BMI（＝体重（kg）÷身長（m）÷身長（m））	1．はい	0．いいえ	
			No. 11～12の合計		⇨ 2点以上
	13	半年前に比べて堅いものが食べにくくなりましたか	1．はい	0．いいえ	
	14	お茶や汁物等でむせることがありますか	1．はい	0．いいえ	
	15	口の渇きが気になりますか	1．はい	0．いいえ	
			No. 13～15の合計		⇨ 2点以上
暮らしぶりその2	16	週に1回以上は外出していますか	0．はい	1．いいえ	
	17	昨年と比べて外出の回数が減っていますか	1．はい	0．いいえ	
	18	周りの人から「いつも同じ事を聞く」などの物忘れがあると言われますか	1．はい	0．いいえ	
	19	自分で電話番号を調べて，電話をかけることをしていますか	0．はい	1．いいえ	
	20	今日が何月何日かわからない時がありますか	1．はい	0．いいえ	
			No. 16～20の合計		⇨ 10点以上
			No. 1～20までの合計		
こころ	21	（ここ2週間）毎日の生活に充実感がない	1．はい	0．いいえ	
	22	（ここ2週間）これまで楽しんでやれていたことが楽しめなくなった	1．はい	0．いいえ	
	23	（ここ2週間）以前は楽にできていたことが今ではおっくうに感じられる	1．はい	0．いいえ	
	24	（ここ2週間）自分が役に立つ人間だと思えない	1．はい	0．いいえ	
	25	（ここ2週間）わけもなく疲れたような感じがする	1．はい	0．いいえ	
			No. 21～25の合計		

> ☆チェック方法
>   回答欄のはい，いいえの前にある数字（0または1）を得点欄に記入してください。
> ☆基本チェックリストの結果の見方
>   基本チェックリストの結果が，下記に該当する場合，市町村が提供する介護予防事業を利用できる可能性があります。お住まいの市町村や地域包括支援センターにご相談ください。
>   ●項目6〜10の合計が3点以上
>   ●項目11〜12の合計が2点
>   ●項目13〜15の合計が2点以上
>   ●項目1〜20の合計が10点以上

〔出典：厚生労働省〕

されている。「基本チェックリスト」によって判断されるのは，①フレイルではない，②プレ・フレイル，③フレイルの3段階である。

上述の「CHSフレイル・スクリーニング・スケール」と「基本チェックリスト」ではフレイルは一つの段階として扱われ，フレイルの程度を把握することはできない。しかしフレイルは単一の状態ではなく進行するものであり，フレイルの程度の軽重によって適切な医療介入を検討する必要があるため，フレイルの程度を判別可能なスケールも必要とされている。

そのため国際フレイル・コンセンサス会議報告書では「臨床フレイル・スケール」（表7-3）も紹介された。臨床フレイル・スケールは，①壮健，②健常，③健康管理しつつ元気な状態を維持，④脆弱，⑤軽度のフレイル，⑥中等度のフレイル，⑦重度のフレイル，⑧非常に重度のフレイル，⑨疾患の終末期という9段階で構成されている。①〜③まではフレイルではない状態で，④はプレ・フレイルの状態である。また，最重度の⑨はフレイルとは直接的な関連はなく，がんなどの疾患のために余命が短い時期に当たる。

表7-3 臨床フレイル・スケール（Clinical Frailty Scale）

1	壮健（very fit） 頑強で活動的であり，精力的で意欲的。一般に定期的に運動し，同世代のなかでは最も健康状態がよい。
2	健常（well） 疾患の活動的な症状を有してはいないが，上記のカテゴリ1に比べれば頑強ではない。運動の習慣を有している場合もあり，機会があればかなり活発に運動する場合も少なくない。
3	健康管理しつつ元気な状態を維持（managing well） 医学的な問題はよく管理されているが，運動は習慣的なウォーキング程度で，それ以上の運動はあまりしない。
4	脆弱（vulnerable） 日常生活においては支援を要しないが，症状によって活動が制限されることがある。「動作が遅くなった」とか「日中に疲れやすい」などと訴えることが多い。
5	軽度のフレイル（mildly frail） より明らかに動作が緩慢になり，IADLのうち難易度の高い動作（金銭管理，交通機関の利用，負担の重い家事，服薬管理）に支援を要する。典型的には，次第に買い物，単独での外出，食事の準備や家事にも支援を要するようになる。
6	中等度のフレイル（moderately frail） 屋外での活動全般および家事において支援を要する。階段の昇降が困難になり，入浴に介助を要する。更衣に関して見守り程度の支援を要する場合もある。
7	重度のフレイル（severely frail） 身体面であれ認知面であれ，生活全般において介助を要する。しかし，身体状態は安定していて，（半年以内の）死亡リスクは高くない。
8	非常に重度のフレイル（very severely frail） 全介助であり，死期が近づいている。典型的には，軽度の疾患でも回復しない。
9	疾患の終末期（terminally ill） 死期が近づいている。生命予後は半年未満だが，それ以外では明らかにフレイルとはいえない。

〔出典：Morley J.E., et al. : Frailty consensus : A call to action. J Am Med Dir Assor 2013 ; 14(6)392-397. ＊このスケールは，Rockwood Kらの研究報告を改編したものである。(Rockwood K, et al : A global clinical measure of fitness and frailty in elderly people. CMAJ 2005 ; 173 : 489-495.) 会田薫子訳 日本語版の初出 会田薫子：Geriatric Medicine, 53(1) : 73-76, 2015.〕

身体的フレイルを早期に発見できれば，適切な介入によってフレイルの進行を遅らせたり一部回復させたりすることが可能な場合がある。そうすることは高齢者本人の生活の質（quality of life：QOL）の維持・向上に役立つのみならず，高齢者ケアに要する社会資源の節約上も有用であると指摘されている。

　そこで国際フレイル・コンセンサス会議は，可能な限り早期に身体的フレイルを発見するために，70歳以上全員と慢性疾患のために体重が5％以上減少した人を対象とするスクリーニングの実施を推奨している。

2. フレイルの知見と評価をどのように活かすか

（1） 介護予防と健康寿命の延伸

　国内外においてフレイルの臨床上の有用性は，まず介護予防と健康寿命の延伸にあるといわれている。国際フレイル・コンセンサス会議でも，高齢者のQOLの向上とケアに関する社会的なコストの削減のため，まだフレイルになっていない高齢者がフレイルになることを予防することの重要性が強調された。

　同会議は身体的フレイルの予防法や改善法として，適切なカロリーとたんぱく質とビタミンDの摂取，本人の状態に合った運動，処方薬を多剤併用している場合はできるだけ薬剤の数を減らすことと，社会的なつながりを維持することを挙げている。

　まず，適切に食事が摂取できるように義歯の調整を含め口腔内の健康を保ってオーラル・フレイル（口腔のフレイル）を防ぎ，骨や筋肉になる食品を積極的に摂取し，また，栄養不足にならないように気を配り，そして適宜運動することが大切とされている。

　多剤併用による害について，日本老年医学会は2015年に薬物療法ガイ

ドラインを改訂し，処方薬を5剤以上併用すると転倒の発生率が高まり，6剤以上併用すると薬物有害事象のリスクが特に増大すると警告した。(日本老年医学会「高齢者の安全な薬物療法ガイドライン2015」)。

同時に日本老年医学会は「高齢者に対する適切な医療提供の指針」(2013) において,「多剤併用は可能な限り避けること。代替手段が存在する限り薬物療法は避け，まず非薬物療法を試みるべき」としている。

また，心身相関は人間の特徴であり心の状態と身体の状態は相互に関係するため，友人知人や近隣など人との関係を大切にし，心理社会的な側面でもフレイル予防に務めることが求められる。

(2) 治療の方針決定

また，国際フレイル・コンセンサス会議は，すでにフレイルになった高齢者はストレッサーに脆弱な状態なので，侵襲性の高い医療行為によってかえって害を及ぼすことのないよう留意すべきと指摘している。この点では特に，放射線療法，化学療法，手術，循環器関連の処置に注意するよう促している。

治療や投薬が高齢患者に益ではなく害を及ぼすことにならないように，高齢患者におけるフレイルの有無と程度の判別は重要である。

具体的に考えるために次に例を挙げる。

> A氏は82歳男性。軽度の認知症と軽度のうっ血性心不全および腎機能低下がみられた。妻と二人暮らし。杖を使用し一人で歩行可能で，ADLは自立。この1年間，転倒したことはなかった。歩くと多少の息切れはあるが，外出が好きだった。二人で子や孫に会いに行くのが一番の楽しみだった。
>
> ある日，胸部X線検査で初期の肺がんが発見された。医師は，一

般的には切除して治癒可能な段階であるとA氏と妻に説明した。A氏は「治せるのなら治そう」と思い，妻も子どもたちも賛成したので，手術を受けることとした。

手術そのものは成功し，肺がんは切除された。しかし，術後，せん妄と周辺症状（BPSD）が出現し，軽快しなかった。そのため自宅退院できず，療養病院に転院することとなった。認知症は急速に進行し，歩行もおぼつかなくなった（Malleryら　2011）。

これは医療倫理分野の国際学術誌において報告された事例である。この事例ではA氏の肺がんは確かに切除された。しかし，A氏のQOLは大きく低下してしまった。この手術は治療として成功したといえるのだろうか。

この事例のように，高齢患者においてある疾患を治療することが思わぬ結果に至ることは少なくない。若年や壮年の患者とは異なるこうした問題が起こるのは，患者がフレイルだからである。若年患者や壮年患者にとっての標準治療がフレイルな高齢患者にも標準治療となるとはいえないのである。

A氏はプレ・フレイルの状態であったが，肺がん手術がストレッサーとなって，フレイルが加速度的に進んでしまい，自宅退院できない状態になってしまった。

ストレッサーとは何か。それは本人に影響を及ぼしストレスの原因となる物理的，化学的，精神的，社会的な要因すべてを指す。ストレスという日本語は一般には心理的なものを指すが，これは外来語の日本での限定用法である。

そして留意すべきは，医療やケアの行為もストレッサーになる場合があるということである。特に医療行為のなかで侵襲性が高く本人にとっ

て負担が重いものほど重大なストレッサーになる恐れがあるので注意を要する。A氏の場合は手術よりも負荷の小さい治療法を選択すべきだったのである。

しかし，現在の医療界では，A氏の術前の状態であれば壮年者と同様の治療を行わないという意思決定をすることは非常に難しいだろう。そうしなければ過少医療になるのではないかと，医療者も本人も家族も心配すると思われる。現状では判断の難易度はかなり高い。

こうしたことから，フレイルの評価をがん治療の方針決定に組み込むための研究が国内外で進められている。日本では日本臨床腫瘍研究グループが高齢者研究小委員会を組織し，①フレイルをがん治療の視点から検討する，②がん医療の分野においてフレイルを検査する方法を検討する，③フレイルな高齢者を対象とする臨床研究のための高齢者研究方針を策定するべく研究を進めている（長島ら　2015）。

高齢者および超高齢者にとって，がんはもっとも一般的な疾患の一つだが，従来，高齢とはいってもフレイルではない患者を対象として実施された臨床試験や臨床研究によって得られたデータをもとに確立されたがんの治療法がフレイルながん患者にも行われ，それによってかえって患者に害がもたらされることが少なくなかった。

近い将来，治療方針が検討される際にはフレイルの知見が活かされ，医学的および倫理的に適切な治療法の選択に至る時代が到来すると期待される。

（3）　エンドオブライフにおける治療とケアの方針決定

さらに，世界のフレイル研究においては，エンドオブライフ・ケアにおけるフレイルの有用性についても言及され始めている。

英国の国民健康保険制度を運営する National Health Service は，「フ

レイルが進行した高齢者に対しては，今後の展開を予測しつつケア・プランを立てていくこととエンドオブライフ・ケアを検討することが適切といえる」(NHS 2014) と，フレイルな高齢者の診療やケアに当たる医療・ケア従事者向けのガイダンスに記している。

緩和ケアを開始する指標としてフレイル評価を活用すべきという報告 (Pal ら 2014) や，フレイルは進行性なので，重度フレイルになったら，病院でも介護施設でも在宅の場でも，療養場所を問わずエンドオブライフ・ケアを行い，QOL の最適化と症状緩和に焦点を当てるべきとする報告 (Koller ら 2013) もある。

特に，身体的フレイルが重度に進行し，身体全体にわたって生理的予備能が低下している高齢者に対して，若年者と同様に侵襲性の高い医療行為を行うことについて，筆者は以前から問題を認識し，特に心肺蘇生法 (CPR: cardiopulmonary resuscitation) は有害無益ではないかと指摘してきた (会田 2013)。

CPR は①口対口の人工呼吸，②自動体外式除細動器 (automated external defibrillation: AED) による電気ショック，③胸骨圧迫 (心臓マッサージ) の3点で構成されている。胸骨圧迫では，胸骨上に両手を重ね，患者の胸が5〜6cm 沈むくらい心臓を圧迫する。圧迫回数の目安は1分間に120回。胸骨圧迫の合言葉は「強く，速く，絶え間なく」である。

これをフレイルが進行して骨が脆くなった高齢者に行うとどうなるか。胸骨も肋骨も折れてしまう。それでも CPR によって蘇生し体調が回復するなら CPR の実施に意味はあるだろう。しかし，重度フレイルの高齢者が心肺停止 (CPA: cardiopulmonary arrest) で発見された場合には，CPR によって蘇生する可能性はゼロに近いのである。もし極めて稀に心拍が再開したとしても，脳機能の損傷は非常に重大であり回復

することはない。

　しかし，日本では重度フレイルの高齢者が介護施設等においてCPA状態で発見された場合，救急搬送されることが多い。救急隊が懸命にCPRを行い，救命センターの医師に引き継ぐ。引き継がれた医師もCPRを行うが，転帰は不良であり，救急医と救急隊員に不全感をもたらしていることが近年の日本救急医学会学術集会等で多数報告されている。

　従来，患者の年齢と病態，搬送元にかかわらず，救急搬送されたCPA患者に関してはCPRを行う方針が標準的に採られてきた。その背景には，高齢であることを理由とした不搬送や治療の差し控えは高齢者差別（エイジズム）であり非倫理的との誹りを免れないという懸念があったと考えられる。

　確かに，年齢だけで治療の可否を判断するとエイジズムの誹りを免れないだろう。そこで参照すべきはフレイルである。「臨床フレイル・スケール」で「重度のフレイル」および「非常に重度のフレイル」に相当する場合は，CPAへのCPRは不適応であり有害無益といえるのではないだろうか。少なくとも目撃のないCPAの場合は，これは明白といえる。目撃のないCPAとは救急医療の用語であり，CPAになったときにそれを見ていた人がいないこと，つまり，CPAで発見されたことを意味する。

　今後，高齢者の院外CPAの不搬送基準の策定に際しては，フレイルの視点を活かすことが重要であると考える。

　特別養護老人ホームやグループホーム等の高齢者施設では，一人ひとりの入所者について，入所時やケア・プランの見直し時にフレイルの程度を評価・記録し，その変化に沿って医療とケアの方針を検討するため，本人・家族側と情報を共有する必要がある。

　今後，重度フレイルの高齢者がCPAで発見された場合は，「お迎えが

きたのだ」と理解することが社会的に適切といえるだろう．この段階で行うべきは技術的に可能な医療処置を尽くすことではない．それは手厚さではない．穏やかで尊厳を重んじる看取りのため，本人・家族と医療・介護従事者間の事前の継続的な話し合いが大切である．

<注記>
1．2017年1月に日本老年学会および日本老年医学会が日本における高齢者の定義を見直し，75歳以上を高齢者とすべきと提言したが，これはあくまで医学・医療上の再定義の動きである．本章では先進諸国における標準的定義である65歳以上を社会政策上の高齢者の定義として論ずる．

参考文献

会田薫子「高齢者の終末期医療―重度要介護高齢者の心肺停止への対応を考える」（日本臨床　2013；71(6)：1089-1094）
厚生労働省「主な年齢の平均余命」
　http://www.mhlw.go.jp/toukei/saikin/hw/life/life15/dl/life15-02.pdf
国立社会保障・人口問題研究所「日本の将来推計人口」（平成24年1月推計）.
　http://www.ipss.go.jp/syoushika/tohkei/newest04/gh2401.asp
長島文夫，濱口哲弥，古瀬純司「JCOG高齢者研究小委員会の活動と高齢大腸癌を対象とした臨床研究について」（癌と化学療法　2015；42：16-20）
日本老年医学会「高齢者に対する適切な医療提供の指針」（2013）
　http://www.jpn-geriat-soc.or.jp/proposal/sisin.html
日本老年医学会「フレイルに関する日本老年医学会からのステートメント」（2014）
　http://www.jpn-geriat-soc.or.jp/info/topics/pdf/20140513_01_01.pdf
日本老年医学会「高齢者の安全な薬物療法ガイドライン2015」
　http://www.jpn-geriat-soc.or.jp/info/topics/pdf/20150427_01_02.pdf
Bandeen-Roche K, Xue Q, Ferrucci L, et al.: Phenotype of frailty: Characterization in the women's health and aging studies. J Gerontol A Biol Sci Med Sci 2006; 61:

262-266.

Clegg A, Young J, Iliffe S, at al.: Frailty in elderly people. Lancet 2013; 381: 752-762.

Collard RM, Boter H, Schoevers RA, et al.: Prevalence of frailty in community-dwelling older persons: a systematic review. J Am Geriatr Soc 2012; 60: 1487-1492.

Fried LP, Tangen CM, Walston J, et al. Cardiovascular Health Study Collaborative Research Group: Frailty in older adults: Evidence for a phenotype. J Gerontol A Biol Sci Med Sci 2001; 56: M146-M156.

Koller K, Rockwood K: Frailty in older adults: Implications for end-of-life care. Cleve Clin J Med 2013; 80: 168-174.

NHS: Safe, compassionate care for frail older people using an integrated care pathway: practical guidance for commissioners, providers and nursing, medical and allied health professional leaders. 2014.
http://www.england.nhs.uk/wp-content/uploads/2014/02/safe-comp-care.pdf

Mallery LH, Moorhouse P: Moorhouse Respecting frailty. J Med Ethics 2011; 37: 126-128.

Morley JE, Vellas B, van Kan GA, et al.: Frailty consensus: A call to action. J Am Med Dir Assoc 2013; 14: 392-397.

Pal LM, Manning L: Palliative care for frail older people. Clin Med 2014; 14: 292-295.

1. フレイルが重度に進行した高齢者の最期の段階において，医療技術のすべてを駆使することの意味を考えてみよう．
2. フレイルの評価を治療方針の意思決定プロセスに組み込むための具体的な方法を考えてみよう．

8 いのちの臨床倫理
―高齢者における人工的水分・栄養補給法の問題を題材に

会田薫子

《目標＆ポイント》 臨床倫理は医療施設や介護施設，在宅療養の場などの臨床現場において，一人ひとりの患者の選択に関する問題を検討する実践的な学問領域であり，治療法やケアや療養場所の選択と意思決定にかかわる問題が中心的な課題となる。本章では，摂食嚥下(えんげ)困難となった高齢者に対する人工的水分・栄養補給法（AHN）をめぐる問題を題材に，臨床倫理の課題を考える。AHN という医療技術の開発によって，現代，摂食嚥下困難そのものによる死は回避可能となった。しかし，それは新たな問いを生んだ。摂食嚥下困難となったら必ず AHN を使うべきなのか。本人の幸せに貢献するために，医療技術をどのように使うべきか。一人ひとりの生活と人生のなかで本人にとっての最善の選択に到るためには，何を基準にどのように判断すべきか，また，どのような意思決定プロセスを踏むべきなのか。こうした問いについて日本老年医学会等のガイドラインを参照しつつ検討する。新たな医療技術が次々に開発され汎用される現代社会では，より長く生命を存続させることだけが医療の目的となるわけではない。そのような時代に一人ひとりのいのちを大切にするとはどのようなことなのかを考える。

《キーワード》 人工的水分・栄養補給法（AHN），認知症，情報共有―合意モデル，意思決定プロセス，延命医療，生命維持，evidence-based narrative

1. 臨床倫理とは

臨床倫理は医療施設や介護施設，在宅療養の場などの臨床現場において，一人ひとりの患者の選択に関する問題を検討する実践的な学問領域であり，治療法やケアや療養場所などの選択と意思決定にかかわる問題

が中心的な課題となる。

　本人の意思を尊重し「何を目指すか」，つまり治療の目的を明らかにすることと，「どのように意思決定を進めるか」，つまりどのように本人の意思決定を支援し，意思決定プロセスを適切にたどるかがポイントとなる。

　本人は治療や介護を受ける日々のなかで，しばしば選択の問題に直面する。臨床倫理の問いが生まれるのはこのような場面である。選択肢がAという治療法一つしかないと思われる場合でも，そこにはAを受けるか，または受けるべきでないかという二つの選択肢がある。選択肢のメリットとデメリットを本人の視点から検討することが必要になる。その際，まず医学的な事実確認を適切に行い，そのうえで本人の価値や人生観・死生観を尊重することが大切である。

　医療・介護従事者はそうしたことをふまえ，本人・家族らと話し合いを進め，悩みも共有しながら意思決定プロセスをともにたどると，本人の生活と人生のなかで最善の選択に到ることが可能になる。

　話し合うなかで，本人のためにAを工夫したA'という治療法が見出されることもあれば，Bという当初は思い至らなかった治療法が選択肢として浮上することもある。臨床倫理の検討では，本人の生活と人生にとっての最善のために，医療・介護従事者が創造的に思考することが求められる。チーム医療が推進されている現代，臨床倫理は本人を中心に本人にかかわる多職種で取り組むべきものといえる。

　臨床倫理で考えるべきことは具体的な選択の問題であり，ある時間内に納得できる着地点を見出すことが求められる。そのため厳密な理論知よりも実践知が重視される。

　臨床倫理学は，現場の医療・介護従事者が本人・家族に対しよりよいケア活動を行っていくために，一人ひとりの患者の問題をどのように整

理し，理解し，対応すべきかを具体的に考える営みの体系であり，現場での実用に耐え得る実践の知である。

　本章では，超高齢社会の臨床倫理について考えを深める題材として，経口摂取が困難となったあとの人工的水分・栄養補給法（artificial hydration and nutrition : AHN）をめぐる諸問題を取り上げる。これは高齢者において一般的な問題であり，本人・家族にとっても，また医療・介護従事者の多くにとっても日常的に遭遇する難問である。

2. 主に医学的に判断可能な症例における人工的水分・栄養補給法

(1) 医師の意識変化

　この問題に関して，まず，アルツハイマー型認知症（Alzheimer's disease : AD）が高度に進行して終末期と判断される状態になったあとのAHNについて考えてみたい。認知症には原因疾患が数多く存在するが，ADはそのなかで最も一般的な疾患であり，現在，日本で診断される認知症の6割程度において，原因疾患はADであるといわれている。

　具体的に考えるために，以下に例を挙げる。

　　Bさん(85歳女性)はアルツハイマー型認知症患者である。現在，療養病床に入院している。Bさんの認知症は今では高度に進行し，意思疎通はできない。身体活動も著しく低下し，寝たきりで全介助である。表情も出なくなってきた（FAST7(e)の状態，FASTについてはp. 139を参照のこと）。
　　しばらく前から，摂食量が減少してきていたが，言語聴覚士による嚥下リハビリや，ソフト食など食べやすい工夫と食事介助で，なんとか限界まで経口で食事をとってきた。しかし，これまでも何回

か誤嚥性肺炎を起こしており，先週も誤嚥性肺炎を起こした。今回も肺炎は軽快したものの，経口摂取の再開は困難な状態であると医療チームは判断している。現在は，末梢点滴を行っているが，栄養状態は徐々に悪化してきている。人工的水分・栄養補給法（AHN）に関するBさん自身の事前の意思表示はない。夫は5年前に先立った。ほかの家族の意向も不明である。

これは筆者が研究のために使用したシナリオ（仮想）症例であるが，患者の状態と背景の状況は，現代の日本社会でしばしばみられるものである。筆者はこの症例を用いてこれまで数回，医師に対する調査を行ってきた。それらの調査では，「今後，Bさんに対するAHNはどのようにすることが適切だと考えますか？」と質問した。この問いに対して調査対象の医師はどのように回答したか。

まず，2007年に実施した，全国の療養病床の勤務医720名を対象とする郵送無記名自記式質問紙調査の結果を記す。この調査では，有効回答数277票（有効回答率：38％）を分析対象とした。回答者の男女比は9：1，回答した医師の平均年齢は54歳であった。

その結果，この症例については，「胃ろう栄養法を導入する」ことが最も適切と回答した医師は33％，「末梢点滴を継続しつつ自然の経過に委ねる」も33％，「経鼻経管栄養法を施行する」は31％と，回答はほぼ三分割であった。「すべてのAHNを差し控えて自然の経過へ」を選択した医師は2％未満であった。

この症例について，「AHNを差し控えることは患者を餓死させることと同じであると思いますか」と質問したところ，「そう思う」という回答は47％，「そう思わない」は23％であった。

同じ母集団を対象に2012年に再度調査した。この調査では有効回答数

は273票（有効回答率：38％）であった。

その結果，この症例については「胃ろう栄養法を導入する」ことが最も適切と回答した医師は11％で2007年の回答者数の3分の1になり，「経鼻経管栄養法を施行する」は15％と半減し，「末梢点滴を継続しつつ自然の経過に委ねる」が59％と，おおむね倍増した。「すべてのAHNを差し控えて自然の経過へ」を選択した医師は10％と5倍増になった。

また，AHNの差し控えは患者を餓死させることと同じであると思う医師は28％，そう思わない医師は43％であった。

上記の2つの調査は，同一のシナリオ症例を使用し，同一の集団を対象として2007年と2012年に実施された。この間にAHNを差し控えた最期について「餓死」を連想する医師は大幅に減り，この状態の患者に対して胃ろう栄養法か経鼻経管栄養法を選択する医師も激減した。また，AHNを行わずに看取ることへの許容度が上昇したといえるだろう。

この2つの調査には5年のインターバルがある。この間に高齢者医療に携わる医師の意識に大きな変化がみられた結果だといえるだろう。その意識変化に影響を与えたものは何か。さまざまな社会的な要因があるとみられるが，日本老年医学会の終末期医療のガイドライン「立場表明2012」と「高齢者ケアの意思決定プロセスに関するガイドライン―人工的・水分栄養補給の導入を中心に」（2012）にかかわる大量の報道の影響があったと推察される。

医師の意識は患者・家族側の選択肢に直結するため，こうした医師の意識変化は患者・家族に直接的かつ重大な影響を及ぼすと考えられる（Aita et al 2007）。

医師がAHNを施行せずに看取ることを「餓死させること」と同じであると認識をしている限り，医師側に「AHNを行わずに看取る」という選択肢はそもそも存在しないので，患者・家族側にもこの選択肢は提

示されない（会田 2011）。これは患者家族側にとって，どのような意味を持つのだろうか。

（2） アルツハイマー型認知症の終末期の判断

　上記のシナリオ症例のBさんはADの終末期である。ADの終末期とはどのようなものなのか。今のところ治療法がなく，進行性で致死的な脳の変性疾患であるADの進行過程を理解するためには，米国の老年医学者によって作られたADの病期分類であるFAST（Functional Assessment Staging）が有用である。FASTは7段階の指標であり，FAST1は正常であり，数字が大きくなるほど病態が進行していることを意味する。着衣等の日常生活動作（activities of daily living：ADL）に介助を要するようになるとFAST6と診断され，しだいに入浴や排泄にも介助を要するようになる。FAST6以上を高度認知症と呼んでいる。

　さらにADが進行するとFAST7の段階に入る。FAST7は(a)〜(f)まで6段階に小分類されており，FAST7(a)は発する言葉が最大6語程度になってきた段階であり，それが1語程度になるとFAST7(b)と診断される。FAST7(c)は歩行能力が失われた段階であり，FAST7(d)は介助によって着座してもその姿勢を維持するのが困難（座位保持困難）となった段階で，さらに進行して表情が消失するとFAST7(e)となり，FAST7(f)は昏迷および昏睡の状態である。ADの終末期はFAST7(d)〜(f)と考えるのが一般的である（石束 2007）。シナリオ症例のBさんはFAST7(e)で，終末期にあるという設定である。

　ADに関して日本よりも長い年月にわたって研究を進めてきて知見の蓄積が厚い欧米諸国の医学会やアルツハイマー協会は，ADでは終末期になるまで摂食可能なことが多いが，可能な限りの食事介助を工夫しても，いよいよ食べることができなくなったら，それは本人の生命が生物

学的に終わりに近づいていることを意味しているので，その段階で胃ろう栄養法や経鼻経管栄養法を行うと本人の身体にはかえって負担になると各種のガイドラインで記している．

（3） 終末期にAHNを行わないことは緩和ケア

この段階で食べることができなくなった場合に，胃ろう栄養法も経鼻経管栄養法も行わないとなると，AHNに関してはどのように考えればよいのだろうか．もちろん，中心静脈栄養法（TPN）を行うということではない．米国老年医学会は「適切な口腔ケアを行い，小さな氷のかけらを与えて水分補給する程度が望ましい．氷に味をつけるのもよい．死を間近にした患者は空腹やのどの渇きを覚えない」とし，オーストラリア政府は「高齢者介護施設における緩和医療ガイドライン」において，「AD末期で嚥下困難になった患者に対する最も適切なアプローチは，死へのプロセスを苦痛のないものにすることである．胃ろうや経鼻チューブによる経管栄養法も輸液も実施しないほうが最期の段階の苦痛が少なくて済む．死が迫った高齢者に胃ろう造設すべきでない」と述べている．

医学生理学的にいえば，老衰やADの終末期にはAHNを行わずに看取るのが本人にとって最も苦痛の少ない最期につながるのである．その理由として，余分な輸液を行わないことによる気道内分泌物の減少と，吸引回数の減少，気道閉塞リスクの低下や，心臓や肺への負担の低下，脳内麻薬と呼ばれるβエンドルフィンやケトン体の増加による鎮痛鎮静作用が挙げられる．つまり，AHNを行わないことは「餓死させること」ではなく緩和ケアであり，自然に委ねることで安らかな最期を実現することができるのである（Ahronheim 1996）．つまり，緩和ケアの観点から，これが最も適切な選択肢と考えられるのである．

それにもかかわらず，介護施設等で食事介助の人手が不足しているために胃ろう栄養法が行われている現状に対し，米国老年医学会は2013年に学会ガイドラインを改訂し，さらに2014年には新しい研究知見を加えてガイドラインを再改定し，「食事介助に努め，それが不可能になった段階では経管栄養法を行わないことが本人のためなのだから，胃ろうや経鼻チューブによる経管栄養法は行わないように」と強調した。
　米国などの西洋諸国のガイドラインがAD末期に胃ろう栄養法や経鼻経管栄養法を行わないように勧告していることに関して，日本の一部の医療関係者は，西洋諸国ではケアのレベルが低いのでAD末期の患者に胃ろう栄養法を施行した場合の予後は不良だが，日本ではケアのレベルが高いのでAD末期患者でも胃ろう栄養法によって年単位で生存する，したがって西洋のガイドラインは日本では適用できない，と主張してきた。しかしこれは，適切でないデータ収集と分析をもとにした不適切な主張といえる。ADについては，欧米，特に米国における鑑別診断と研究の蓄積は日本よりも厚いことは広く知られている。
　もっとも，すべての症例において個々に検討することは重要なことであり，AD末期と鑑別診断されていても，胃ろう栄養法等によって生存期間が延長される場合はゼロではないので，肺炎の罹患歴と家族の希望などによっては，胃ろう栄養法を検討の対象とすることはありえるだろう。

（4）　人工的水分・栄養補給法の差し控えや終了は適切な選択肢

　AHNを行わないという意思決定は，終末期医療とケアにかかわる判断のなかでも特に難しいといわれている。それは，AHNは食事の代替であり，その提供はケアの象徴と認識されることが多いからである。上記の調査のように，その差し控えや終了は「餓死させること」に相当す

る非倫理的なことと認識している医療・介護従事者がまだみられる。医療者がこのような認識を有しているとき，家族に対し，AHN を差し控えて看取ることは選択肢として提示されず，胃ろう造設等が行われる。

　何らかの医療が行われるとき，その効果よりも医療行為を実施したという事実に重きが置かれることも少なくない。自然な経過の先にある死を受け入れることに対する心の抵抗が，医療行為の継続を呼び，患者の不利益に帰することが少なくないのが現代医療の特徴の一つである。

　日本老年医学会は，終末期医療とケアのガイドラインである「立場表明2012」と AHN の意思決定プロセス・ガイドラインである「高齢者ケアの意思決定プロセスに関するガイドライン―人工的水分・栄養補給の導入を中心として」のなかで，AHN も含め本人の益にならない医療行為を差し控えたり，一旦開始したあとでもその医療行為を終了して看取ることは，適切な医療上の選択肢としている。

3. 医学的判断が困難な症例における人工的水分・栄養補給法

(1) 「終末期」の判断の困難さ

　認知症には原因疾患が数多く，上述の AD のように致死的な神経変性疾患もあれば，脳血管疾患のようにそれのみでは死に至るとは限らない場合もある。それゆえ，「認知症の終末期」が指す状態は一様ではなく，AHN を含めさまざまな治療法の適応を考える際には慎重さが求められる。

　患者のなかには AD を持ちながら脳血管疾患をも発症し，混合型の認知症を有している人も少なくない。そうした混合型の場合も同様に慎重な判断が求められる。また，現在，日本では鑑別診断がまだ十分ではないとされているレビー小体型認知症の場合の摂食嚥下困難については研

究が十分とはいえない段階である。

　このように，医学的な「終末期」の判断がつかず，人生の最終段階をどのように支えるべきかを医学的に判断することが困難な場合，医療・介護従事者も家族も，どう考えたらよいのか頭を悩ませる。そうした場合の典型的なケースに，脳血管疾患後遺症によって寝たきりで意思疎通困難な場合がある。

　これらのケースのなかには，生命維持治療を継続すれば生命予後は年単位とみられる場合もある。しかし，生存期間を延ばしても本人のつらさが増し，本人らしさが損なわれ，尊厳が損なわれると考えられることも少なくない。このような場合に本人の最善を実現する選択に到るためには，何をどう考えればよいのだろうか。

（2）　生存期間延長の意味の多様性─生命よりも人生が優位

　標準的な医師の視点からは，こうした患者は生命予後の長さから「終末期」とは判断されず治療が行われる。現在，日本ではこうした患者の多くに経皮内視鏡的胃ろう造設術（PEG : percutaneous endoscopic gastrostomy）が施行され，胃ろう栄養法が導入されている。PEGを施行して開始する胃ろう栄養法は，AHNとして医学的有効性が高く生存期間の延長効果も高いことが示されている。

　しかし，重度の脳血管疾患によって意識障害が重篤な場合に，その状態で生存期間が延長することをどう考えればよいのだろうか。意識を回復しないまま生存期間が延びた場合に，延びた期間をどのように評価すればよいのか。生存していることに意味があると考えるべきか？　それとも，このような状態で生存期間が延びるのは本人の人生にとって益ではないと考えるべきか？　または別の考え方をすべきか？　いずれにしても，どのようにとらえるかということは，本人と家族らの価値観や死生観に

よる。生命維持のための医療をめぐる問いは，医学だけでは判断できない性質をもつ。

　従来，生存期間の延長は医学・医療の目標であり，延命を可能にする医療行為は実施するのが当然であり，そうしなければ医の倫理に反するという認識を持つ医療者が少なくなかった。そして，生存期間の延長を目指す医療を行った結果，本人が望まない延命医療を受ける状態で生き続けることになったとしても，それを言語化することはほとんどなかった。医療者も一般市民もマスコミも，表面的人道主義を守っていれば立場は安泰であった。

　しかし今，こうしたあり方の見直しが迫られており，筆者は，医学的な効果の意味を本人の目からみることを提案している。それは，標準的な医学的適応を本人のQOLの観点でとらえ直すということであり，日本老年医学会の「立場表明2012」がいうように，「本人の満足を物差しに」考えるということである。

　その際のアプローチとして，清水哲郎の「生命の二重の見方」理論が役に立つ。これは，「人の生命は生物学的生命（biological life）を土台に，物語られるいのち（biographical life）が関係する人びとの物語りと重なり合いながら形成されている」という考え方である（清水　2002）。物語り[1]はナラティブ（narrative）ともいう。人は誰でも思想・信条，価値観，人生観・死生観等を持ち，それを反映した個別で多様な人生の物語りを生きている。本人らしさやQOLを決めるのは物語られるいのちであり，したがって，生物学的な生命の重要性を決めるのも物語られるいのちである。生命は人生の土台であり，よりよい人生を生きていくために生命があるという考え方である。一言でいうならば，生命よりも人生が優位ということである。

　もちろん，生物学的生命そのものに価値があり，生命は存在すること

そのものが重要であるという考え方もある。そのような考え方は特定の宗教的教義に依拠する場合もあれば，個人的な思想・信条による場合もある。「生命の二重の見方」理論はこうした考え方を否定するものではない。個人の考え方はそれぞれ尊重されるべきであることはいうまでもない。大切なのは，患者の生物学的生命と物語られるいのちについて考えるときに，尊重すべきは患者本人の価値観や人生観・死生観であり，医療者の価値観ではないということである。生物学的生命そのものに価値があると信じる医療者が，その価値を患者側に押し付けることは間違いである。臨床現場では患者の視点から事象をとらえることが重要であり，「生命の二重の見方」理論はその理解に役立つと思われる。

　従来の医学中心の考え方から発想を転換するために，近年は「終末期」という用語を使わずに「エンドオブライフ（end-of-life：EOL）」または「人生の最終段階」という用語を使用することが推奨されるようになった。

　厚生労働省も2007年に公表した「終末期医療の決定プロセスに関するガイドライン」を，2015年に「人生の最終段階における医療の決定プロセスに関するガイドライン」と改称した。同ガイドラインではその名称と内容において「終末期医療」が「人生の最終段階における医療」に更新されたが，その他の変更は一切ない。厚労省は「人生の最終段階における医療」という表現について，「最期まで尊厳を尊重した人間の生き方に着目した医療」という意味であると解説している（厚生労働省2015）。

　「終末期」の定義は医学的なものであり，生物学的生命に着目したものといえる。一方，「EOL」や「人生の最終段階」は物語られるいのちに着目した表現といえる。「EOL」や「人生の最終段階」という用語は，生物学的生命のレベルに着目して死が間近かどうかだけに焦点をあてて

判断しようとせず，本人の生き方を尊重し，最終段階の医療の意味を本人の人生の視点から判断するために有用である。

(3) Evidence-based Narrative の構築へ

　生物学的生命のレベルにおいて，病態生理学的データや医学的証拠（evidence）は最も重要である。したがって evidence-based medicine（EBM）は医学的な判断の基本といえる。しかし，何のための EBM なのか，本質を見失わないことが肝心である。EBM の目的を，本人の人生の物語り，つまり，narrative を充実させることと認識すると，医療行為の目的が明確になると考える。医学的根拠に基づきつつ，臨床で織りなされる一人ひとりの物語り，すなわち evidence-based narrative を構築するという考え方が重要と考える（会田　2012）。evidence-based narrative の構築のための意思決定モデルに，清水の《情報共有―合意》モデルがある（図 8-1 参照）。このモデルは終末期医療に限らず治療とケアの方針決定の際に適用可能である。

　《情報共有―合意》モデルでは情報は双方向でやりとりされる。すなわち，医療・ケアチーム側から本人・家族側への医学的な説明（生物学的な情報が中心＝biological な情報）と本人・家族側から医療・ケアチーム側への物語り的な説明（本人の人生や価値観や人生観・死生観についての情報中心＝biographical な情報）を通して，双方で情報を共有したうえで，一方が他方に同意するというより，双方の当事者の合意を目指し，共同の意思決定に到るという考え方である（清水　2012）。これは双方がより良くコミュニケーションを取り合意を目指す方法であり，このようなプロセスを経ることによって，医療・ケアの方針決定は本人の生活と人生のなかでなされるというあり方が認識されることになる。

　こうすることは，人生の物語りを作りつつ生きる本人中心の医療を実

現し，医学的な evidence に基づいて narrative を形成すること，すなわち，evidence-based narrative を構築することにつながると考える（会田 2011）。医療・介護従事者はこの点を念頭に患者・家族の意思決定を支援することが望ましい。

筆者も関与した日本老年医学会の研究班（班長：大内尉義）は「高齢者ケアの意思決定プロセスに関するガイドライン―AHN の導入を中心として」の策定に当たり，「生命の二重の見方」理論に基づく意思決定を前提として，AHN を導入するかどうかという意思決定に際しては，「本人の人生をより豊かにする，少なくともより悪くしないことを目指す」，「AHN の導入・差し替え・導入後の減量・中止について，本人の人生にとっての益と害の観点で評価する」ことを推奨している。また，本人・

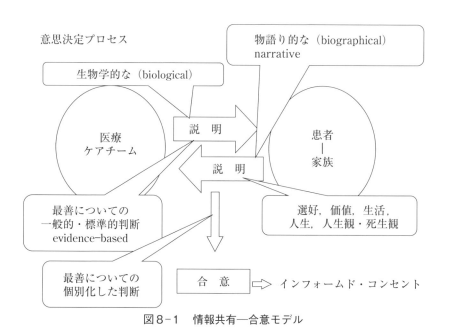

図8-1　情報共有―合意モデル

家族らと医療・介護従事者らが本人の最善をめぐってより良いコミュニケーションを取り，納得できる合意形成，すなわち共同の意思決定に到ることを推奨している。これは，厚生労働省の「人生の最終段階における医療の決定プロセスに関するガイドライン」の趣旨と同様である。

また，清水と筆者は，患者・家族と医療・ケアチーム間のより良いコミュニケーションを支援するため，『高齢者ケアと人工栄養を考える ── 本人・家族のための意思決定プロセスノート』（清水・会田 2013）を刊行した。同書は2部構成になっており，第1部では生物学的生命のレベルで考え，それをふまえて第2部では物語られるいのちからみて判断することが可能なように作られている。

（4）臨床倫理の要諦

医療者が臨床で倫理的であろうとする際の要諦は，本人にとっての最善を実現しようとする姿勢にある。それは本人の価値観や人生観・死生観を反映した物語りを尊重しようとする姿勢である。そのようにして本人の最善を探りつつ医療・介護従事者と家族が合意したことについて，司直が関与する心配はないといえる。現場の当事者が厚労省や学会のガイドラインに沿って適切に意思決定プロセスを踏み，医学的かつ臨床倫理的に適切だと判断し合意に至ったことが，法に咎められるはずはないのである。筆者らの研究班が上記の趣旨に関して法律家に意見を求めたところ，氏名を公表して賛同を表明した法律家がほとんどであった（会田 2012）。さらに，厚労省が2007年にガイドラインを公表した後，日本老年医学会の上述の2つのガイドラインのほか，さまざまな医学会からガイドラインが発表されたが，それらに沿った臨床実践について，訴追されたケースはこの10年余の間に1件もない。

新たな医療技術が次々に開発され汎用される現代の日本では，より長

く生命を存続させることだけが医療の目的となるわけではない。そのような時代に一人ひとりの生命と尊厳を大切にするとはどのようなことなのか，率直で真摯な議論が臨床現場で必要とされている。

〈注記〉
1．「物語り」は「物語」とも「ナラティブ（narrative）」ともいう。送りがなの「り」をつける「物語り」は語るという動詞に着目した用語である。

参考文献

会田薫子『延命医療と臨床現場—人工呼吸器と胃ろうの医療倫理学』（東京大学出版会　pp.147-223, 2011）
会田薫子「胃ろうの適応と臨床倫理——人ひとりの最善を探る意思決定のために」（日本老年医学会雑誌．2012；49：130-139．）
会田薫子「患者の意思を尊重した医療およびケアとは—意思決定能力を見据えて」（日本老年医学会雑誌．2013；50：487-490．）
会田薫子「高度認知症患者の看取り—人工的水分・栄養補給法の問題を中心に」，『神経内科外来シリーズ③　もの忘れ外来』（丸木雄一編）（メジカルビュー，pp. 64-73, 2016）
石束嘉和「高度アルツハイマー型認知症についてどう考えるか」（Clinician. 2007；87：1141-1144．）
植村和正「高齢者の終末期医療の特徴」，『これからの老年学』（井口昭久編）（名古屋大学出版会　pp. 302-305, 2000）
キューブラ KK，ベリー PH，ハイドリッヒ DE『エンドオブライフ・ケア—終末期の臨床指針』（鳥羽研二監訳）（医学書院　2004）
厚生労働省「終末期医療の決定プロセスに関するガイドライン」（2007）
厚生労働省「人生の最終段階における医療の決定プロセスに関するガイドライン」（リーフレット　2015．http：//www.mhlw.go.jp/file/04-Houdouhappyou-10802000-Iseikyoku-Shidouka/0000079905.pdf）

清水哲郎「生物学的＜生命＞と物語られる＜生＞—医療現場から」(哲学，2002；53：1-14.)

清水哲郎『臨床倫理エッセンシャルズ』(東京大学大学院人文社会系研究科死生学・応用倫理センター上廣講座臨床倫理プロジェクト，東京，2012)

清水哲郎・会田薫子『高齢者ケアと人工栄養を考える—本人・家族のための意思決定プロセスノート』(医学と看護社　2013)

日本老年医学会「高齢者の終末期の医療およびケア」に関する日本老年医学会の「立場表明」(日本老年医学会雑誌　2012；49：381-386.)

日本老年医学会「高齢者ケアの意思決定プロセスに関するガイドライン—人工的水分・栄養補給の導入を中心として」(2012)

Aita, K. et al.: "Physicians' attitudes about artificial feeding in older patients with severe cognitive impairment in Japan: A qualitative study." BMC Geriatrics 2007; 7: 22.

Ahronheim JC: Nutrition and hydration in the terminal patient. Clin Geriat Med 1996; 12: 379-391.

American Geriatrics Society: Feeding Tubes in Advanced Dementia Position Statement. 2013

American Geriatrics Society Ethics Committee and Clinical Practice and Models of Care Committee: American Geriatrics Society feeding tubes in advanced dementia position statement. Journal of American Geriatrics Society 2014; 62: 1590-1593.

Australian Government National Health and Medical Research council: Guidelines for a palliative approach in residential aged care. Enhanced version-May 2006. http://www.nhmrc.gov.au/_files_nhmrc/file/publications/synopses/pc29.pdf

1. Sさん(85歳)は重度フレイル(第7章を参照)の状態で，かつ，アルツハイマー型認知症のFAST7(d)の段階にある。食事介助しても摂食困難となった。SさんにAHNを導入すべきかどうか，考えてみよう。
2. Tさん(85歳)は元気に暮らしていたが，1年前，突然のクモ膜下出血で倒れた。それ以来，意識障害が重篤で，寝たきりで意思疎通はま

ったくできない。この1年間，胃ろう栄養法を受けており，身体の状態は安定している。複数の医師の診断によると，Tさんが意識を回復する見込みはゼロに近いという。Tさんは3年前に「延命医療は絶対に拒否する」というリビング・ウィルを書いていた。Tさんの胃ろう栄養法を，今度，どうすべきか，考えてみよう。

9 | エンドオブライフ・ケア
　　―尊厳ある最期とは

会田薫子

≪目標&ポイント≫　最期のときまで穏やかに本人らしく尊厳を保って過ごすことを可能にするために必要なことは何か。その課題への対応として，1960年代の英国で末期がん患者のためにホスピスが創設され世界に広がった。やがてその概念と実践が拡大し，疾患の種類や段階にかかわらず緩和ケアを行うことの重要性が認識されるようになった。アドバンス・ケア・プランニングの発展など，臨床現場において最期まで本人の意思を尊重するための取り組みは進化してきたが，なかには尊厳を維持した最期の実現のために医師による自殺幇助(ほうじょ)や安楽死を求める患者もみられるようになってきた。それを許容する国もあるが，世界のなかでは依然として少数派である。尊厳ある最期が意味することが個人の価値観によって多様な現代，本人の意思を尊重し最期まで生命を大切にするとはどのようなことか，一人ひとりが考えを深めることが大切である。

≪キーワード≫　エンドオブライフ・ケア，終末期，ホスピス，緩和ケア，事前指示，リビング・ウィル，POLST，アドバンス・ケア・プランニング，尊厳死，医師による自殺幇助，安楽死

---

1. ホスピスと緩和ケア
　　―苦痛の除去と QOL の向上のために

（1）ターミナル・ケアからエンドオブライフ・ケアへ

　疼痛(とうつう)や苦悩は人間がその人らしく生きることを妨げる。痛みを伴う疾患を有する患者において，最期の段階まで可能な限り穏やかに過ごすこ

とができるように手を尽くすことは，医療の最重要課題の一つである。

　1950年代以降，死にゆく人へのこうした医療的な取り組みは，「ターミナル・ケア（terminal care）」と呼ばれた。しかし，最近はこの用語はほとんど使用されなくなり，代わりに「エンドオブライフ・ケア（end-of-life care：EOLケア）」という用語が汎用されるようになってきている（第8章を参照）。

　その理由の一つは，従来，「ターミナル・ケア」という用語が末期がん患者の疼痛緩和を中心に使用されてきたことにある。

　しかし現代，先進諸国で超高齢化の進展に伴い，長期にわたって慢性疾患を抱えながら生きる患者が増加し，慢性疾患の増悪とフレイル（第7章を参照）の併走によって最期を迎えるケースも増えてきた。

　そのため，慢性腎不全や慢性呼吸不全などの慢性臓器不全やALS等の神経変性疾患や脳血管疾患等による寝たきり状態を包摂する新たな用語が必要とされるようになってきた（キューブラら　2004）。

　日本では終末期医療という用語も使われてきたが，現在，終末期の医学的な意味は分野によってかなりの幅があり，急性型（救急医療等），亜急性型（がん医療等），慢性型（高齢者医療等）という3つの型に分ける考え方もある。**(囲み参照)**

　こうした医学的な多様性を認識しつつ，人生の最終段階における医療とケアについて包括的に表現する概念が必要となったことが，EOLケアという用語が使われるようになった一因といえるだろう。

　またEOLケアという用語の使用は，第8章で述べたように，医師の視点ではなく本人の人生という視点からの主観的な判断の尊重も意図している。

【終末期の定義】
　近年，国内の医学会が策定したガイドラインを参考に，日本学術会議は2008年，終末期の定義について，疾病や患者の状態によって3つのタイプに大別することが可能と報告した。
1）救急医療等における急性型終末期
　日本救急医学会は2007年に公表した学会ガイドラインにおいて，終末期を「妥当な医療の継続にもかかわらず死が間近に迫っている状況」と定義し，次の4つのいずれかを指すとした。①脳死と判断された場合，②生命維持が人工的な装置に依存し，必須臓器の機能不全が不可逆的な場合，③他の治療法がなく，数時間ないし数日以内に死亡することが予測される場合，④積極的な治療の開始後に回復不能な病気の末期であることが判明した場合の4つである。この定義は治療に直接かかわる医師の職能団体である学会が表明したもので，治療者の視点で構成されている点が特徴である。
2）がん等の亜急性型終末期
　この型の終末期は「病状が進行して，生命予後が半年あるいは半年以内と考えられる時期」などと生命予後を示す定義が一般的である。
3）高齢者等の慢性型終末期
　日本老年医学会は「病状が不可逆的かつ進行性で，その時代に可能な最善の治療により病状の好転や進行の阻止が期待できなくなり，近い将来の死が不可避となった状態」と生命予後を示す数値を用いずに定義している。定義に具体的な期間を設定しなかったのは，高齢者は終末期にあると判断されても，余命を予測するための医学的情報の集積が現状では不十分であり，余命の予測が困難であるためであると述べている。脳血管疾患の終末期，認知症の終末期，呼吸不全等の臓器不全の終末期など，高齢者に多く認められる不可逆的，進行性の経過をたどることの多い個別疾患ごとの検討は日本老年医学会の今後の課題としている。

（2）　現代のホスピスの誕生

　死に瀕した人へのケアと安らかな死の看取りは，古来，僧や修道士・修道女など宗教者が担ってきた。

　その分野における医療的な取り組みが臨床医学および看護学の一分野として独自の発展を遂げる契機となったのは，末期がん患者に対してホスピスという専門施設でのケアが開始されたことであった。

　1950年代から末期がん患者の症状コントロールを研究していたシシリー・ソンダース（Cicely Saunders）は1967年，ロンドン郊外に聖クリストファー・ホスピス（St. Christopher's Hospice）を設立し，がんで死にゆく患者とその家族を苦しみから解放することを目的とするケアを行った。

　がん患者の最期の日々を穏やかなものにするために30代に入ってから医師を目指し，39歳で医師の資格を得たソンダースは，同ホスピスでまずモルヒネなどの鎮痛薬による疼痛緩和に注力し，それによって社会的に広く知られることとなった。

　やがてソンダースは，患者は身体的な原因による痛みのみならず，心理的要因や社会的要因による苦しみも抱えていることを理解した。

　そしてソンダースは1980年代にスピリチュアル・ペイン（spiritual pain）という新たな概念を提唱した。スピリチュアル・ペインの原典とされている，ソンダースの論文"Spiritual pain"（Saunders 1988）によると，スピリチュアル・ペインは，自らの死が間近であることを認識した人が感じる人間の存在に関する苦悩を指す。死ななければならないことについて感じる不公平感や，生きる意味が失われた，あるいは人生は生きるに値しないと感じることによる寂寥感など，人間の存在や人生の意味を問い，それらの意味を探し求めることに関連する苦悩を表現する用語として使用されている。

ソンダースは，死にゆく人の苦痛は身体的（痛み，息苦しさ，だるさなど），心理的（不安，恐れ，怒り，孤独感など），社会的（仕事や家庭に関する問題や役割の喪失に関する問題，経済的問題，人間関係問題など），およびスピリチュアル（実存や人生の意味に関すること）な面にわたり，それらの苦痛・苦悩は相互に影響しているとし，それらすべての側面にわたるケアによって全人的苦痛（total pain）を緩和することが重要であると説いた。ソンダースが主導した現代のホスピス・ケアの精神は，次項で述べる緩和ケアの中核の思想となった。

ホスピス運動は次第に世界各地にひろがり，現在ではがん医療のみならず非がん疾患の分野においても，また，医療機関だけでなく介護施設や在宅医療においても推進されている。

日本では，1973年に淀川キリスト教病院で開始されたOCDP（The Organized Care of the Dying Patient，死にゆく患者への組織的ケア）が一般病棟における組織的なホスピス・ケアの端緒とみられている。独立型ホスピスとしては，1981年に聖隷三方原病院が設立した聖隷ホスピスが最初である。

（3）　緩和ケアへの展開—概念の拡大

死にゆく患者とその家族の苦痛と苦悩を軽減しようとするホスピス・ケアへの支持は拡大していったが，ホスピス・ケアは主にホスピスという施設で行われるケアとして認識されていた。

一方，ケアの場所ではなくケアの目標を規定する概念として，緩和ケア（palliative care）という用語が1970，80年代からカナダで使用されるようになり，アメリカ，オーストラリアへ伝わったとされている[1]。

緩和ケアという用語は複数の意味で使用されていたが，世界保健機関（WHO）は1990年に，「緩和ケアとは，治癒を目的とした治療が有効で

なくなった患者に対する積極的な全人的ケア（total care）である。痛みやその他の症状のコントロールと心理的，社会的，スピリチュアルな問題のコントロールが最も重要な課題となる。緩和ケアの目標は，患者と家族にとってできる限り良好な生活の質（quality of life：QOL）を実現させることである。緩和ケアの考え方の多くは，末期だけでなくがんのより早い段階から，抗がん剤による治療とともに取り入れることも可能である」（WHO　1990）と専門委員会報告書にて定義した。このように，1990年時点での緩和ケアの対象はがん患者であり，主に末期がん患者を対象とし，患者と家族を一体としてケアすることが重要であるとした。

　WHOは緩和ケアの考え方について下記のように説明している。（表9-1）

　しかしWHOは2002年に緩和ケアの定義を改訂し，「緩和ケアは，生命を脅かす疾患に伴う問題に直面している患者とその家族に対して，痛みやその他の身体的，心理社会的，スピリチュアルな苦痛を早期に発見し適切に評価し，治療・ケアすることによって，苦痛を予防・緩和し，

表9-1　緩和ケアの考え方（WHO　1990）

- 生を肯定しつつ，死にゆくことを正常なプロセスとみなす。
- 死を早めようとも遅らせようともしない。
- 痛みとその他の苦痛をもたらす症状を緩和する。
- 患者のケアにおいて，心理的な側面とスピリチュアルな側面を統合する。
- 死のときまで患者が可能な限り積極的に生きていくことを支援するための体制をとる。
- 患者が病んでいる間も患者と死別した後も，家族が困難な状況に対処することを支援するための体制をとる。

QOLを改善するアプローチ」(WHO 2002) とした。

　この改訂によって，緩和ケアの対象は「生命を脅かす疾患に伴う問題に直面している患者とその家族」へと拡大した。つまり，治らない状態のがん患者だけでなく，種々の臓器不全や神経難病等を含む慢性疾患患者，AIDS患者も緩和ケアの対象とされた。さらに，緩和ケアの定義に苦痛の「予防」という側面も加わり，予防のために「痛みやその他の問題を早期に発見し，適切に評価すること」が必要であるとした。総じて，従来はがん患者の看取り医療の一環とみなされていた緩和ケアが，QOLの維持・向上のために幅広い疾患に対して，より早期から苦痛の予防も含めて対応されるべきと再定義されたといえる。

　日本では，1990年度に厚生省（現在の厚生労働省）が診療報酬として「緩和ケア病棟入院料」を設けることで，末期がん患者を対象とする緩和ケアは公的医療保険の対象となった。また，1993年に上記のWHO専門委員会報告書（1990年版）の翻訳書（武田　1993）が出版され，1996年には日本緩和医療学会が設立されるなど，がん患者とその家族のQOLの維持・向上のための医療とケアの取り組みが本格化した。

　2017年現在，日本の公的医療保険制度において緩和ケア診療加算の対象とされているのは主にがん患者とAIDS患者であるが，臨床現場では慢性臓器不全や認知症，神経変性疾患等の非がん疾患患者を含め多くの患者に対して緩和ケアの精神で診療に当たり，患者と家族のQOLの改善に取り組む医療者が増えつつある。

2. 事前指示からACPへ
―最期まで本人の意思を尊重するために

（1）　リビング・ウィルの登場

　緩和ケアの精神でEOLケアを行うことは重要であるが，20世紀後半

以降の急激な医療技術の進展と汎用に伴って，医療者はどこまで治療を行うべきかという問題が先進国共通の課題となった。この問題は生命予後の医学的判断が難しい非がん疾患では特に深刻な問題となった。

1970年代に米国でバイオエシックス（bioethics）という学問分野が新たに成立した頃から，治療を受けるか否かは本人の自律的な意思決定によるという考え方が徐々に一般化したが，人生の最終段階に到り認知機能低下や意識障害のためにこうした自己決定が不可能となった場合にはどのように対応すべきか，ということが新たな課題として浮上した。

そこで自己決定が困難になる EOL における医療に関して，本人の意思を尊重するための取り組みとしてリビング・ウィル（living will：LW）が法的に有効な事前指示（advance directives：AD）として制度化され，やがて意思決定代理人の指名も制度に組み込まれた。

世界で最初に LW を制度化したのは米国であり，それはある事件を契機としていた。1976年3月にニュージャージー州最高裁が判決を下した，カレン・アン・クィンラン事件である。カレン（当時21歳）は，1975年4月，内因性の問題によって少なくとも2回，約15分間にわたる呼吸停止状態に陥り，人工呼吸器等による生命維持治療が開始された。カレンは遷延性意識障害になり回復の見込みはなく，人工呼吸器を外せば生存は困難であると診断された。父親は遷延性意識障害のまま生存期間が延長するのはカレンらしい生き方ではなく尊厳が損なわれているとして，主治医に対して治療を終了するよう願い出たが断られたため，娘の後見人となって裁判所に人工呼吸器による治療の終了を申し立てた。州最高裁はカレンの権利をプライバシー権として認定し，人工呼吸器による治療を終了することを認めた（酒井ら　2010）[2]。

これは患者側が生命維持治療を終了する権利を求めた世界最初のケースであったため大々的に報道され，米国内外の司法判断に大きな影響を

及ぼした。まず，カリフォルニア州において自然死法が制定され，患者が書いたLWに従って生命維持治療を終了することが法のもとで認められ，米国各州が追随した。医療技術の力によって，本人が望まない状態で生存させられることを拒否する権利が確立されたのである。

さらに米国は1990年に米国連邦法の「患者の自己決定法（Patient Self-Determination Act）」を制定した。この法律のもと，各医療機関は医療行為に対する承諾あるいは拒否に関する患者の権利を患者に説明するよう義務付けられた。同法制定の主要な目的は，患者自身によるEOLケアの意思決定を患者の権利として行使することを勧めることであり，より具体的にいえば，生命維持治療の拒否は患者の権利であることを明示し，LW等のADの準備を患者に促すことであった。このように，米国では州法と連邦法という二段構えの法律でADを制度化した。

（2）事前指示の諸問題

しかしLW等のADには，状況や意思の経年的な変化に対応が困難であるため実際には役に立たないことが多い点や，いざ必要なときに文書がみつからないことが少なくないこと，また，意思決定代理人と本人との考え方に相違があることなど，問題点が多いことがわかってきた。

世界的に権威ある米国の医学雑誌, New England Journal of Medicineにおいて2004年に発表された総説論文では，「ADはローテクでお金もかからず，簡単で，一見，役に立ちそうに思える。しかし，個別の医療行為に関するADをすべての状況を予測して準備することは不可能であり，逆に，詳細に書こうとすればするほど，柔軟性が失われて実際の現場では適用が難しくなる。ならば，意思決定代理人を決めておけばよさそうに思えるが，これまでに行われた数多くの実証研究によって，意思決定代理人の選択は本人の選択と異なる場合が少なくないことが明らか

にされている」(Gillick 2004) と AD についてまとめられている。こうした AD の問題点を指摘する論文は，同論文以外にも数多く発表されている。

(3)　POLST という医師の指示書

　こうした問題点が指摘されるなか，米国では1990年代初めにポルスト (Physician Orders for Life-Sustaining Treatment：POLST) を活用する動きも起き，全米に広がった。ポルストは，「生命維持治療のための医師の指示書」という意味で，医師と患者・代理人との会話に基づいて医師が記入しておく文書である。

　POLST は生命予後 1 年未満などと診断され，EOL ケアを要すると医師が判断した患者のみを対象とし，重篤な疾患を有する患者やフレイルが重度に進行した高齢者などが対象として想定されている（フレイルについては第 7 章を参照のこと）。

　POLST を準備する際には，医師は患者や代理人に対して現状と予後の見通しや治療法の選択肢を説明し，患者の価値観をふまえて治療の目標を聞きとる。そして患者の EOL において，心肺蘇生法や人工的水分・栄養補給法，抗菌薬投与その他の医療行為について希望するか否かを聞き取り，簡単な書式にチェックし，基本的には医療機関で保管する。外来患者の場合には一部を医療機関で保管し，もう一部を患者に渡す。患者はそれを自宅内の目に付きやすい場所に置き，救急隊が呼ばれたときに救命士はその記載内容を参照する。

　従来，米国では POLST も事前指示の一種とみなされてきたが，患者の生命予後が限定的であることを前提として医師の指示書として準備する POLST と，生命予後の見込みとは無関係に患者あるいは将来患者になる本人が自分で準備する LW とは，本質的に異なる性質を有する。

さらに文書の性質として，米国ではLWは上述のように法律に基づく法的文書だが，POLSTは医師の指示という医学的文書である。

また，POLSTプログラムの運営主体である米国のNational POLST Paradigmは，POLSTが示すのは救急場面等において特定の医療行為を行うべきか否かの医学的判断であるが，LWが示すのは患者の一般的な意思なので，LWを有する患者については，それに基づいて治療とケアの具体的な方針が立てられるべきと説明している（National POLST Paradigm 2017）。LWの役割に関するこの解釈は，前述のようにLWが制度化された当時の米国での解釈とは明らかに異なってきているといえる。

（4）アドバンス・ケア・プランニングへの展開

こうした流れを経て，EOLケアにおいて本人の意思を尊重するための取り組みとして，現在，最も注目されているのはアドバンス・ケア・プランニング（Advance Care Planning：ACP）である。ACPは本人・家族が医療・ケアスタッフと相談しながら医療に関して意思決定していくプロセスのことである。ACPはevidence-based narrativeをよりよく構築するためにも重要である。

ACPにおいては，本人の価値観や人生観や死生観，信仰，信念，人生の目的等が本人・家族らと医療・ケアスタッフ間で共有され，診断と治療の選択肢・予後の情報も共有され，本人の治療計画が共同で作成される。治療計画作成後も相互のやり取りに沿って必要な見直しが行われる（日本老年医学会，2019）。

ACPのなかで医療ケアスタッフ側が本人・家族らにADの準備を勧めることもあるが，これは一度書いたら完成という性質のものではなく，プロセスに沿った折々の見直しが求められる。ACPはADの不足

を補って発展してきたものだが，ADを否定するのではなく包含している。

　ACPを実践している医療者は，ACPによって本人・家族らと医療・ケアスタッフ間のコミュニケーションの重要性が改めて示されたとし，「特にコミュニケーションの焦点が，特定の治療法や介入よりも，治療の目標や患者の価値観や考え方・思想・信条に当てられていると，患者・家族はコミュニケーションのプロセスそのものに意義を見出す」（Detering　2010）と述べている。

　ACPはそもそも，将来，意思決定能力が失われたときやEOLの意思決定のために開発された。しかしこれまでに行われた数々のACPの実証研究によって，医療ケアスタッフとのコミュニケーションは，患者の人生の最終段階ばかりでなく日常の医療とケアの満足度も向上させることが示されている。

　現在，ACPは英語圏の諸国で推進されているが，そのなかで米国では依然としてADの書面作成に重点を置いているようにみられる一方，英国では書面作成に力点を置かないような医療者教育が行われている。たとえば，英国内科医学会は会員医師に対してACPの有用性を説くなかで，重要なのはADの書面を作成することではなく，コミュニケーションをとることであると強調している。

3. 尊厳死とは何か

(1) 尊厳死の多義性

　上述したように，LW は自分で意思を表明できなくなったときのために，あらかじめ最期の段階でどのような医療を受けたいか，あるいは受けたくないかを表明しておく文書である。こうして本人の意思を反映した LW に沿って，最期の段階において延命医療になるような医療を受けずに死を迎えることが，日本では一般に尊厳死と呼ばれてきた。

　尊厳死は英語を和訳した言葉である。前述のカレン裁判の1976年のニュージャージー州最高裁判決を報じた日本の新聞紙上で使用され，その後，日本尊厳死協会などに使用され広まった。しかし，もとの英語である death with dignity は現在の米国ではまったく異なる意味で使用されており，医師に幇助された自殺（physician-assisted suicide：PAS）を指す。

　米国では1997年にオレゴン州で The Oregon Death with Dignity Act（オレゴン州尊厳死法）が成立し，2009年にはワシントン州，2013年にはバーモント州，2016年にはカリフォルニア州で同様の州法が制定された。また，モンタナ州では PAS の法制化はなされていないが，2009年のモンタナ州最高裁判決で PAS が選択肢として認められた（Death with Dignity　2017）。

　つまり，1970年代の米国における尊厳死は，本人が望まない延命医療を拒否して死を迎える自然死を指していたが，現代では，生命予後が限定的な患者が自分の希望で医師から致死薬の処方を受け，処方された致死薬を入手し，自分が選択したときにそれを服用して死亡することを指す。

（2） 尊厳死の意味の変遷

　筆者はこのように尊厳死という用語の意味の変遷が生じた理由の一つは，尊厳（dignity）が一人ひとりの生き方と価値観にかかわる言葉であり，従来にはない生き終わり方の実現を個人の権利として確立するための運動のなかで使用されてきたからではないかとみている。

　1976年のカレン裁判では遷延性意識障害患者において人工呼吸器を終了して看取ることが意図された。当時，脳死と診断されていない患者において人工呼吸器を外して看取ることは社会的に容認されていなかった。そのため法廷闘争を通してその権利を獲得したのである。「尊厳ある死」や「死ぬ権利」という表現はその闘争のなかで使用された。

　そしてカレン裁判の判決後，同様の複数の判例を通して，本人が望まない延命医療を拒否して最期を迎えるという生き終わり方は米国ではしだいに一般化し，現代では通常のこととなった。つまり，運動用語としての尊厳死はこの意味では不要となった。

　次の段階として，個人の価値観に沿った生き終わり方を実現するために獲得すべき権利として浮上したのが，自然死とは性質の異なる，積極的に生命に終止符を打つ方法であった。そのための方法としては２つあり，合法的に医師から致死薬の処方を受け，本人が自分で致死薬を入手して自分で服用する方法，あるいは医師に致死薬を注射してもらう方法である。前者は医師による自殺幇助，後者は積極的安楽死または単に安楽死という。

　合法的な医師による自殺幇助（PAS）に先鞭をつけたオレゴン州では，これを death with dignity，つまり尊厳死と呼び，現在，米国で尊厳死といえば医師による自殺幇助を指す。

　米国において，医師による自殺幇助と積極的安楽死を生き終わり方として社会的に容認するか否かについては，賛成派と反対派の意見対立が

依然として激しい。実際，2017年2月現在，ニュー・メキシコ州ではPASの是非をめぐって法廷闘争が激化している。カリフォルニア州における2016年のPASの法制化も1990年代以来の市民運動が紆余曲折を経た結果であった。

　米国では医師による自殺幇助はいくつかの州で認められているといっても，逆にいえば，容認していない州のほうが圧倒的に多い。また，積極的安楽死は全州で禁止されている。

　スイスではPASは法制化されていないが違法ではないと法的に解釈されており，特徴的なのは外国人も対象としていることである。チューリッヒ大学の研究者の「自殺ツーリズム」(Gauthier 2015)という報告によると，2008年〜2012年までの5年間で，31カ国から611人がスイスを訪れ自殺を幇助された。内訳はドイツ人が44％，英国人が21％，フランス人が11％，イタリア人が7％，米国人が3％などであり，この5年間に限れば日本人は含まれていなかった。スイスでも積極的安楽死は禁止されている。

（3）　オレゴン州尊厳死法

　オレゴン州のPASの状況について説明する。同州の保健当局の報告によると，オレゴン州尊厳死法が施行された1998年から2016年までに，同法のもとで致死薬を処方された人は1,749人で，そのうち実際に致死薬を服用して死亡したのは1,127人（64.4％）だった。この人数はオレゴン州の全死亡者数の0.37％に相当する。

　この1,127人の年齢の中央値は71歳，白人が97％，カレッジ以上の学歴を有する人が73％，がん患者が77％，ホスピス・ケア[3]を受けていた患者が90％だった。PASの選択の理由は多いほうから，「自律（autonomy）の喪失」（91％），「人生を楽しいものにする活動を行いにくくなること」（90％），「尊厳を失うこと」（77％）だった。

日本のような国民皆保険制度のない米国では医療費を心配する人が少なくないと一般的に考えられているが，PASを選んだ理由として「治療に関わる経済的心配」を挙げた人は3％だけだった。

つまり，オレゴン州でPASを選ぶ標準的な患者像は，知的レベルの高い70歳前後の白人のがん患者で，自分らしく生きることができなくなったり，生活のコントロール感を失ったりする前に，自分の最期を自分で決定することを望む人であり，痛みや医療費の心配のために死を選択しているわけではないということである。

医師から致死薬の処方箋を得ても致死薬を使わずに最期を迎えた人が全体の3分の1に上る事実も，自分の最期についてコントロール感を得ることに重きが置かれていることを示しているのではないだろうか。

（4） 積極的安楽死との違い

積極的安楽死とPASの異同はどうか。両者は死の選択のために致死薬を用いる点で共通している。異なるのは，積極的安楽死では医師が致死薬を注射して患者を看取るが，PASでは医師が処方した致死薬を患者が自分で服用するという点である。つまり，PASの場合は，患者が自分で薬剤を服用可能な程度の体力を有していることが必要になる。

また，積極的安楽死の場合は医師は患者の臨終の場にいるが，PASの場合は患者が希望したときにだけ医師は同席する。オレゴン州の報告によると，例年，医師の同席を希望する患者は1割程度だという。このように，PASの場合は医師に看取られないことが多いので，薬剤を服用しても目的を遂げることができなかった例も報告されている。

積極的安楽死は2001年に世界ではじめてオランダで法制化された。同国では「要請に基づく生命の終焉（すなわち安楽死）ならびに自殺幇助の法律」のもと，2017年現在，全死亡者の3％以上が積極的安楽死によ

って最期を迎えている。積極的安楽死を担当するのは長期にわたって本人を診てきた家庭医である。オランダでは積極的安楽死とともに医師による自殺幇助も合法だが，自殺幇助よりも積極的安楽死を選択する患者が圧倒的に多いという（シャボット　2014）。

　オランダに続き，ベルギー，ルクセンブルグが積極的安楽死を法制化した。ベルギーでは2014年に年齢制限を撤廃する法改正がなされ，小児における安楽死も合法化された。

4. 尊厳ある最期とは

　最期まで患者の「尊厳を守る」，「尊厳を維持する」，「尊厳を損なわない」とは具体的にどうすることなのか。「尊厳ある死」とは何か。尊厳が指す内容は多義的であり文脈によって意味が異なるが，医療とケアの現場で患者の尊厳を守るということは，「患者本人の自尊感情を低下させないように配慮すること」に換言可能なのではないだろうか。

　自尊感情を低下させない配慮とは，すなわち本人が自分のあり方や人生を肯定できること，本人が本人らしく生きることができるように支援することといえるだろう。意思疎通可能か否かにかかわらず，「これが私らしい。私はこれでよい」と本人が言える，あるいは本人の視点で判断した場合にそう言える状態を維持しようと努力するかどうか。医療とケアの専門職にはその姿勢が問われているのではないだろうか。

　本人が自分の生き方と生き終わり方を自己肯定できるためには，まず，苦痛の緩和が必要である。そのためにホスピスと緩和ケアは重要な役目を担っている。そして苦痛の緩和とともに，本人の価値観とそれに基づく意思を尊重する医療とケアを最期まで実現することが求められる。そのために重要な役割を果たすのがACPである。

　本人の価値観をふまえ最期まで本人の意思を尊重することは，本人が

自分の最期をコントロール可能にするために積極的に自分の生命の終焉を実現することであると考える人もいる。それが法的に可能な国もある。

一方で，本人の価値観をふまえ最期まで意思を尊重することは，延命医療の限りを尽くすことだという人もいるだろう。そのような価値観を有している個人にとってはそうした最期が尊厳死といえる。

つまり，尊厳死の意味するところは当人の価値観によって異なる。こうしたことを考慮すると，ある特定の最期を指して尊厳死と呼ぶべきではないといえるのではないだろうか。

各人各様の尊厳ある生き方と生き終わり方に敬意を払う社会づくりが求められている。そうした社会のなかで，一人ひとりがよりよく最期まで生きるために，生き終わり方も考えることが大切である（会田 2011）。これは死生学の中核のテーマでる。

＜注記＞
1．ソンダースも1960年代から palliative care という用語を使用していたが，その意味は現在の意味とは異なってがんの治療そのものを指しており，がんを完治（cure）させることができないときは，「がんの病勢を抑えることによって生存期間の延長と QOL 維持を目指す」という意味であった。(Shimizu　2012)
2．この判決によってカレンから人工呼吸器は外されたが，医師の診立てとは異なり，彼女は自発呼吸が可能な状態であったためその後9年間生存し，1985年に肺炎のため死亡した。当時は，生命維持治療のなかでも人工呼吸器による治療は終了の検討対象であったが，人工的水分・栄養補給法は検討の対象外とみなされていたためである。生命維持治療としての人工的水分・栄養補給法の終了が若年者で容認されたのは米国では1990年であった。
3．現代の米国のホスピス・ケアはホスピスという施設で行うケアよりも在宅で提供されるケアのほうが多い。

参考文献

会田薫子『延命医療と臨床現場—人工呼吸器と胃ろうの医療倫理学』（東京大学出版会　2011）

キューブラ KK, ベリー PH, ハイドリッヒ DE『エンドオブライフ・ケア—終末期の臨床指針』（鳥羽研二監訳）（医学書院　2004）

酒井明夫ら『新版増補　生命倫理事典』（太陽出版　2010）

清水哲郎『医療現場に臨む哲学』（勁草書房　東京, pp 134-141, 1997）

シャボットあかね『安楽死を選ぶ—オランダ・「よき死」の探検家たち』（日本評論社　2014）

世界保健機関（WHO）『がんの痛みからの解放とパリアティブ・ケア—がん患者の生命へのよき支援のために』（武田文和訳）（金原出版　1993）

日本学術会議臨床医学委員会終末期医療分科会「対外報告　終末期医療のあり方について—亜急性型の終末期について」（2008）

Cicely Saunders : Spiritual pain. Journal of Palliative Care 1988, 4 : 29-32.

Death with Dignity National Center : https : //www.deathwithdignity.org/2017

Detering KM, Hancock AD, Reade MC, Silvester W : The impact of advance care planning on end of life care in elderly patients : randomized controlled trial. BMJ 2010 ; 340 : c1345.

Gauthier S, Mausbach J, Reisch T, et al. : Suicide tourism : a pilot study on the Swiss phenomenon. Journal of Medical Ethics　2015 ; 41 : 611-617.

Gillick MR : Advance care planning.　New England Journal of Medicine 2004 ; 350 : 7-8.

National POLST Paradigm : http : //polst.org/2017

Oregon Death with Dignity Act Data summary 2016.
　　http : //public.health.oregon.gov/ProviderPartnerResources/EvaluationResearch/DeathwithDignityAct/Documents/year19.pdf

日本老年医学会「ACP推進に関する提言」（2019）
　　https : //www.jpn-geriat-soc.or.jp/press_seminar/pdf/ACP_proposal.pdf

Shimizu T : Palliative Care.　Ruth Chadwick Ed. Encyclopedia of Applied Ethics, second edition. Elsevier, London, pp328-337, 2012

World Health Organization Expert Committee : Cancer pain relief and palliative care. WHO, Geneva, 1990

WHO definition of palliative care : http://www.who.int/cancer/palliative/definition/en/

1．LW を ACP のプロセスにおいて活かす方法について考えてみよう。
2．自分の価値観や人生観・死生観をみつめ，自分や大切な人にとっての尊厳ある最期とはどのようなものか考えてみよう。

10 | 喪失と悲嘆

坂口幸弘

≪目標&ポイント≫ 人生において避けられない喪失と悲嘆，特に死別によって経験される悲嘆について，関連する用語と概念をふまえたうえで，誰しも経験しうる正常な反応である通常の悲嘆と，通常ではない悲嘆，いわゆる複雑性悲嘆を解説する。また，喪失と悲嘆に向き合うプロセスに関する理論として，グリーフワークモデル，段階モデル・位相モデル，課題モデル，二重過程モデル，意味再構成モデルを紹介する。加えて，人間的成長という観点から死別体験について考える。

≪キーワード≫ 喪失，悲嘆，死別，複雑性悲嘆，人間的成長

---

1. 喪失と死別

（1） 喪失

　喪失（loss）とは広範な概念であり，以前に所有していたものや，愛着を抱いていたものを奪われる，あるいは手放すことを意味する。喪失の対象別で，①人物の喪失，②所有物の喪失，③環境の喪失，④身体の一部分の喪失，⑤目標や自己イメージの喪失に分類される。喪失体験は，ライフサイクルのさまざまな局面で何らかの出来事あるいは変化によって生じるが，結婚や進学など良い出来事や変化にも必然的に喪失は伴う。また，一つの出来事や変化に複数の喪失が伴うこともある。喪失の受けとめ方は人によって異なり，本人の主観的評価と，他者の認識が食い違う場合もある。

ポーリン・ボス（Pauline Boss）は，あいまいな喪失（ambiguous loss）という概念を提唱している。あいまいな喪失には，①身体的には不在であるが，心理的に存在していると認知されることにより経験される喪失（たとえば，行方不明者の家族）と，②身体的には存在しているが，心理的に不在であると認知されることにより経験される喪失（たとえば，認知症患者の家族）が含まれる。あいまいな喪失を経験している人は，状況の不確実性の継続に困惑し，無力感や，抑うつ，不安などを示しがちであり，家族内での葛藤が生じることもある。

（2）死別
　死別（bereavement）とは，死によって自分にとって重要な人を亡くすという経験をした個人の客観的状況をあらわす用語である。死者の後にのこった家族・親族を意味する，いわゆる遺族のみが死別を経験するわけではない。亡き人を大切に思う恋人や友人・知人，患者仲間，そして援助者なども死別を経験するのであり，必ずしも「死別した人＝遺族」ではない。ちなみに，伴侶を亡くした女性には「未亡人」という呼び名がある。この未亡人という言葉をそのままに受け取れば，「夫とともに死ぬべきなのにまだ生きている人」の意味であり，けっして適切な表現とはいえず，かつての性役割意識のあらわれともいえる。

　死別は，特定の人のみが経験するような稀な出来事ではない。配偶者との死別に関していえば，婚姻関係が維持されれば，夫婦のどちらかがいずれ経験することはまず避けられない。平成27年の国勢調査によると，75歳以上の人では，女性の57.6％，男性の16.8％が配偶者の死を経験しているのである。

2. 悲嘆と喪

(1) 悲嘆（グリーフ）

悲嘆（grief）とは，喪失に対するさまざまな心理的・身体的症状を含む，情動的（感情的）反応であり，心身症状を伴う症候群と呼ばれることもある。悲しみや怒りなど特徴的な反応はいくつかあるが，万人に共通する絶対的な反応というものはない。"grief"の邦訳としては「悲嘆」が一般的であるが，「悲嘆」の日本語としての意味は「かなしみなげくこと」であり，"grief"の持つ症候群としての意味合いに比べ，かなり限定的である。

悲嘆の種類や強さに関して，個人間での差異は大きく，また個人内においても時間とともに変化する。死の状況に応じてみられる特徴的な反応や，子どもに特異的な反応もある。文化による違いも指摘されている。動物にも人間の悲嘆に類似する反応がみられるとの多くの報告はあるが，人間の成人と同様の死の概念をほかの動物が獲得しているとは考え難く，その点で人間と動物の悲嘆は本質的に異なると考えられる。

(2) 予期悲嘆

予期悲嘆（anticipatory grief）は，実際の喪失の前に生じる悲嘆を指す。また，将来の死の可能性による悲嘆だけでなく，主に病気の進行に伴って患者や家族などが経験する多様な物理的，心理社会的喪失に対する反応であるというとらえ方もある。予期悲嘆の特徴として，死別後の悲嘆とは異なり，①患者と家族の両方によって通常経験される，②死によって必ず終わる，③時間が経つにつれ増大する，④否認される傾向がある，⑤希望を含む，という5点が挙げられる。ときに予期悲嘆があまりに強く，患者を避けたり，十分なコミュニケーションが取れなくなっ

たりする人もいる。予期悲嘆は，死別後の悲嘆を先取って経験しているわけではない。予期せぬ突然の死は遺族に強い悲嘆をもたらすが，十分に予期悲嘆を経験したからといって，死別後の悲嘆が小さくてすむとは限らない。

(3) 公認されない悲嘆

公認されない悲嘆（disenfranchised grief）とは，ある個人が実際には悲嘆を経験しているにもかかわらず，そのことが公には認識されにくい悲嘆であり，その場合，サポートが得られにくく孤立しがちで，悲嘆が複雑化する危険性もある。公認されない悲嘆は，①認められない関係（恋人，同性愛のパートナー，友人，病院や介護施設の同室者など），②認められない喪失（妊娠中絶，流産・死産など），③排除された悲嘆者（幼い子ども，認知症の高齢者，精神障害者や知的障害者など），④死の状況（自殺やエイズによる死など），⑤悲嘆の表し方（社会や文化における暗黙の規範から外れる場合）に分類される。ペットの死については，以前は公認されない悲嘆の典型例とされていたが，近年ではペットロス（pet loss）と呼ばれ，その悲嘆の大きさが広く認知されつつある。

(4) 喪

喪（あるいは服喪）（mourning）とは，悲嘆の公の表明であり，社会や文化のなかで宗教的信念や慣習に基づき形成された悲嘆をあらわす表現あるいは行動である。代表的なものとして，喪服を着ることや，喪章をつけること，半旗を掲げることなどがある。日本では，喪は忌服（きふく）と呼ばれ，忌の期間は，仏式では四十九日，神式では五十日祭のいわゆる忌明けまでを指し，服の期間は1年間と考えられている。そして，忌服の期間，いわゆる喪中には，慶事への参列や神社への参拝，正月の祝い事

や年賀の挨拶などは控えるべきであるとされる。こうした慣習とは別に，勤務先や学校を休んで喪に服すことを認める社会に制度としては，忌引休暇がある。悲嘆が喪失に対する個人的な反応であるのに対して，喪は社会規範に基づく悲嘆の社会的な表現であり，儀礼的で，両者は基本的に区別される。したがって喪の行動は，遺族の感情と一致することもあれば，一致しないこともある。

3. 通常の悲嘆

(1) 悲嘆の分類

死別によって経験される悲嘆は，一時的な反応であり，誰しも経験しうる正常な反応である。身体的・心理社会的機能に及ぼす影響はけっして小さくはないが，基本的に悲嘆は疾患ではないと理解されている。ただし，ときにその程度や期間が通常の範囲を超える通常ではない悲嘆，

表10-1 死別に対する悲嘆反応

1. 感情的反応	2. 認知的反応
抑うつ，絶望，悲しみ，落胆，苦悩 不安，恐怖，畏怖 罪悪感，罪責感，自責の念 怒り，敵意，いらだち 無快感（楽しみの喪失） 孤独感 思慕，切望，あこがれ ショック，無感覚	故人を想うことへの没頭，侵入的反すう 故人の現存感 抑圧，否認 自尊心の低下 自己非難 無力感，絶望感 非現実感 記憶力や集中力の低下
3. 行動的反応	4. 生理的・身体的反応
動揺，緊張，落ち着かない 疲労 過活動 探索行動 涙を流す，むせび泣く，泣き叫ぶ 社会的引きこもり	食欲不振 睡眠障害 活力の喪失，消耗 身体愁訴，故人の症状に類似した身体愁訴 免疫機能や内分泌機能の変化 病気への罹りやすさ

〔出典：坂口幸弘『悲嘆学入門―死別の悲しみを学ぶ』昭和堂，2010．p.27〕

表10-2 悲嘆とうつ病の差異

悲嘆	うつ病
空虚感と喪失感	持続的なうつ気分と，幸福や喜びを期待できないという感覚
波のように起こる発作的な苦しみ 数日から数週間かけて低減 気分変調は故人についての思考と関連しがち	うつ気分は持続的で，特定の思考とは結びついていない
ポジティブな感情やユーモアを伴うこともある 故人についての思考や記憶への没頭	自己批判や悲観的反芻
自尊心は一般的に維持される	無価値感や自己嫌悪がよくみられる

〔出典：American Psychiatric Association『DSM-5: Diagnostic and statistical manual of mental disorders (fifth ed.)』American Psychiatric Publishing, 2013. p. 161 をもとに筆者が作成〕

いわゆる複雑性悲嘆がみられる場合や，精神疾患や身体疾患に発展する可能性もある。通常の悲嘆は，表10-1に示すとおり，①感情的反応，②認知的反応，③行動的反応，④生理的・身体的反応の4つのカテゴリーに分類される。遺族のなかには，うつ病に特徴的な症状を示す人もみられるが，悲嘆とうつ病は一般的には区別される。米国精神医学会が定める精神疾患に関するガイドライン，DSM-5（Diagnostic and Statistical Manual of Mental Disorders, Fifth Edition）では，両者の違いが表10-2のとおり記述されている。

（2）悲嘆と時間経過

　悲嘆のプロセスに必要な時間は，関連する諸々(もろもろ)の要因が交錯し，人によって大きく異なる。また，悲嘆は時間の経過に伴い，必ずしも直線的

に軽減していくのではなく，遺族の気持ちや感情は波のように大きく揺れ動く。故人の亡くなった日や誕生日，故人との結婚記念日などが近づくと，記念日反応（anniversary reaction）（命日反応とも呼ばれる）がみられることもある。これは，故人がまだ生きていた頃の記憶がよみがえり，気分の落ち込みなどの症状や反応が再現されるというものである。日本では四季がはっきりしているため，季節の情景とともに過去の記憶がありありと思い出されてくる傾向がある。

(3) 死別と健康リスク

死別は，それに対する正常な反応として種々の悲嘆の症状を引き起こす一方で，新たな身体疾患や精神疾患につながるリスク要因にもなる。たとえば，配偶者と死別した人びとの場合，死別後1カ月には50%，2カ月後には25%，1年後では16%，2年後には14〜16%にうつ病が存在し，同様の結果が子どもや高齢者においても認められるとの報告がある。また，「後を追うように亡くなる」といわれるように，死別が死亡率を高める危険性もある。死別と死亡率との関係に関するコホート研究のメタ分析結果 (Moon JR, et al., PLoS ONE 6(8), e23465, 2011) によると，過去1年間に配偶者との死別を経験した人は，配偶者が健在の人に比べ，死亡率は男性で1.22倍，女性で1.03倍であることが示されている。また，65歳未満の若い年代や，死別から6カ月未満において死亡率が高いことも報告されている。

4. 悲嘆のプロセスに関する理論

(1) グリーフワーク

グリーフワーク（grief work）は，悲嘆のプロセスには不可欠で，複雑化した悲嘆はその失敗であり，それを促すことがケアの目標であると

広く信じられてきた。グリーフワークという表現は，エリック・リンデマン（Erich Lindemann）の造語であり，ジグムント・フロイト（Sigmund Freud）が示したドイツ語の"Trauerarbeit"に由来し，モーニングワーク（mourning work）あるいは悲哀の仕事，喪の作業と呼ばれることもある。フロイトによると，愛する対象がもはや存在しないという現実に繰り返し向き合うことによって悲哀の仕事が完了したとき，失われた対象に向けられていた自我は解放され，再び自由になるという。このグリーフワークという概念について，1980年代後半以降，批判的な検討が行われ，概念定義の曖昧さや，作用についての心理学的な機序が十分に説明されていないことが問題点として指摘されている。

(2) 段階モデル・位相モデル

段階モデル（stage model）あるいは位相モデル（phase model）は，主に遺族の精神内部の状態や行動に関する性質や順序について描出し，原則として喪失後の反応を時間順に順序づけようと試みる。代表的なモデルとしては，ジョン・ボウルビィ（John Bowlby）の愛着理論に基づく4段階モデル，すなわち①無感覚と不信，②思慕と探求，③混乱と絶望，④再建が挙げられる。段階（位相）モデルを提唱する研究者の多くは，個々人において，段階が重複したり，段階の順序が入れ替わったり，ある段階が飛ばされたりといった可能性を認めている。

(3) 課題モデル

課題モデル（task model）は，死別後の適応過程を一連の課題の達成と考える。段階（位相）モデルとは異なり，総じて現象の生起に固定した順序を規定していない。課題モデルでは，悲嘆のプロセスにおいて遺族は行為者であり，課題の遂行は遺族自身によって着手し，達成されな

表10-3　Wordenの4つの課題

課題	各課題の主題	反対の動き
課題Ⅰ	喪失の現実を受け入れる	死が信じられない
課題Ⅱ	悲嘆の苦痛を消化していく	何も感じられない
課題Ⅲ	故人のいない世界に適応する	
	A　外的適応： 　　故人がいないまま日常生活をやっていく	日常に適応できない
	B　内的適応： 　　私は何者で，どう生きていくのか 　　──アイデンティティの問い	内的に成長できない
	C　スピリチュアルな適応 　　「想定された世界」を再構成する	意味を理解できない
課題Ⅳ	新たな人生を歩み始める途上において，故人との永続的な繋がりを見出す	前に向かって進めない

〔出典：ウォーデン　JW（山本力・監訳）『悲嘆カウンセリング──臨床実践ハンドブック』誠信書房，2011. p. 301〕

ければならない。代表的な課題モデルとして，J・W・ウォーデン（J. W. Worden）が提唱している4つの課題がある（表10-3）。これらの課題の完了を示す一つの目安として，ウォーデンは「死者を苦悩なく思い出せるようになったとき」と述べている。

（4）二重過程モデル

二重過程モデル（dual process model）（図10-1）は，認知的ストレス理論の影響を受けつつ，死別体験への応用を試みた対処モデルであり，遺族は大切な人の死そのものに対処しなければならないだけでなく，死の二次的結果として生じる変化にも対処しなければならないと想定している。喪失志向コーピング（loss-oriented coping）とは，故人との関係や絆に焦点を当てた喪失自体に対する対処であり，伝統的なグリ

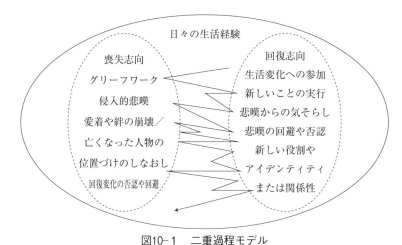

図10-1 二重過程モデル

〔出典：ロバート・ニーマイヤー編　富田拓郎・菊池安希子監訳『喪失と悲嘆の心理療法』金剛出版　2007, p. 71〕

ーフワークの概念に対応する。これには，故人を思慕することや反すうすること，涙すること，死の状況や死が意味するものを検討することなどが含まれる。回復志向コーピング（restoration-oriented coping）とは，故人のいない今後の生活や人生に焦点を当てた対処であり，故人の果たしていた役割を会得することや生活を再建すること，新しいアイデンティティを確立することなどが挙げられる。揺らぎ（oscillation）は，併存する二方向のコーピングの間の反復であり，並列の動的過程を意味し，二重過程モデルで新たに導入された重要な構成概念である。時間経過に伴い，通常，喪失志向から回復志向へと重心が移っていく。喪失志向に費やす時間は徐々に減少するが，単なる直線的な減少ではなく，記念日などに再発するなど変動を伴う。

（5） 意味再構成モデル

意味再構成モデル（meaning reconstruction model）は，構成主義の考え方を応用したものであり，死別への対処の中心的なプロセスは意味の再構成であるとされる。このモデルでは，人間はそれぞれが自己の体験について何らかの意味を創造する「意味の創造者」であり，各人が自分なりの意味構造，あるいは意味の体系を保持していると想定される。そして，このような意味構造に従って，人は行動したり，人生での出来事を解釈したりするという。意味再構成モデルでは，大切な人の死に直面したとき，その出来事が喪失前に保持していた意味構造と合致し，その枠組みのなかで理解可能な場合，死別に伴う苦痛は比較的小さくてすむ。逆に，その出来事が喪失前の意味構造と一致しない場合，苦痛は大きくなり，現実との誤差を調整するために新しい意味構造に再構成する必要が生じる。遺族自身が意味構造を再構成し，重大な喪失によって揺さぶられた自らの人生の物語に一貫性を取り戻すことが求められる。このモデルでは，悲嘆のプロセスの個別性が強調されるとともに，そのプロセスは遺族が能動的に「何かをやる」ことであり，受動的に「何かが身の上に起こる」ことではないことが主張されている。

5．複雑性悲嘆

（1） 複雑性悲嘆の定義

通常の悲嘆に対して，通常ではない悲嘆は，複雑性悲嘆（complicated grief）と呼ばれる。以前は病的悲嘆（pathological grief）と呼ばれていたが，2000年代以降は複雑性悲嘆という用語が広く用いられている。複雑性悲嘆とは，悲嘆の特定の症状あるいは一般的な症状の持続期間および強度と，社会的，職業的，他の重要な領域の機能障害の水準に関して，死別によって予測されうる（文化的）基準から，臨床的に意味のあるレ

表10-4　複雑性悲嘆の危険因子

死の状況にかかわる要因
1）突然の予期しない死別の場合 2）自死（自殺）や犯罪被害，エイズなどの特殊な状況での死別 3）同時，または連続した喪失 4）遺族自身の死の関与（直接的・間接的） 5）遺体の紛失，遺体の著しい損傷
喪失対象との関係性にかかわる要因
1）故人との非常に深い愛着関係（子どもとの死別など） 2）過度に共生的・依存的な故人との関係，または葛藤関係や愛憎関係
悲嘆当事者の特性にかかわる要因
1）過去に未解決な喪失体験 2）精神疾患，またはその既往 3）不安が強いなどのパーソナリティ特性 4）子どもの近親者との死別（この時点で病的になることは少ないが，特別な配慮が必要）
社会的要因
1）経済状況の困窮，または著しい悪化 2）ネットワークの不足，孤立化 3）訴訟や法的措置の発生

〔出典：瀬藤乃理子・村上典子・丸山総一郎　『死別後の病的悲嘆に関する欧米の見解：病的悲嘆とは何か？』「精神医学」より作成，医学書院　2005, 47(3), p.244〕

ベルで外れている場合を指す。このような複雑性悲嘆は，心臓疾患，高血圧，がん，免疫機能の低下，QOLの低下などの健康リスクと関連するとともに，自殺念慮，仕事や社会的機能の欠如，タバコやアルコールといった有害な健康行動の増加と関連すると報告されている。また，複雑性悲嘆につながる危険因子は，①死の状況，②喪失対象との関係性，③悲嘆当事者の特性，④社会的要因に分類されている（**表10-4**）。

（2） 診断学的位置づけ

　現時点において，複雑性悲嘆は精神疾患としては位置づけられていない。DSM-5では，根拠となるデータが不十分との理由で，公式な精神疾患の診断基準としての採用は見送られたが，さらなる研究を要する疾患として持続的複雑性死別障害（Persistent Complex Bereavement Disorder）という疾患名と診断基準が提示されている。DSM-5での補足説明によると，複雑性悲嘆の有病率は，およそ2.4%～4.8%であり，男性よりも女性に多くみられるという。また，一般的な併存疾患は，大うつ病性障害，心的外傷後ストレス障害（PTSD），物質使用障害であるとされ，死が外傷的あるいは暴力的な場合，PTSDと複雑性悲嘆の両方を発現させる可能性が高いと示されている。なお，今後発行が予定されている世界保健機関によるICD-11（11th Revision of the International Classification of Diseases）においても，複雑性悲嘆の診断基準化の議論が進められている。

（3） 診断基準化を求める動き

　診断基準化を求める主たる理由は，複雑性悲嘆の患者に対する適切な治療の提供である。複雑性悲嘆は，大うつ病性障害などの精神疾患と併存することも多いが，独立した疾患である可能性が高いことが，睡眠時の脳波を指標とした研究や，機能的磁気共鳴画像装置（fMRI）を用いた研究などで示されている。また，抗うつ薬の使用によってうつ症状の改善は確認されたが，悲嘆症状に対する治療効果は認められなかったとの報告もある。診断基準が確立されることによって，危険因子の検証，神経生物学的メカニズムの解明，治療法の開発などの研究が促進され，早期の予防的介入も可能になることが期待される。さらに，精神保健等の専門家や一般の人における理解の促進や，保険や補償の拡大も考えら

れる。一方で，そもそも通常の悲嘆と通常ではない悲嘆を厳密に線引きすることは難しく，誤った診断によって，通常の悲嘆反応が精神病理の範疇(はんちゅう)に入れられてしまう可能性への懸念がある。また，悲嘆の一部が医学的介入の対象となることで，非専門職による支援体制が脆弱(ぜいじゃく)化したり，診断基準を満たさない人が治療対象から取り残されたりすることも不安視されている。

6．死別と人間的成長

（1）　治癒と適応

　従来の疾病モデルでは，疾病の原因を特定し，それを取り除き，元の機能を取り戻すこと，いわゆる治癒（あるいは回復）（recovery）が治療目標となる。しかし死別の場合，大切な人の死によって遺族を取り巻く状況は変わり，そして遺族自身も変化しており，死別以前と同一の状態に戻ることはない。治癒の視点に対して，元の状態に戻るのではなく喪失状態への適応（adjustment）を強調する立場がある。適応は本来，生物学の概念であり，環境に対する適合的な行動や態度により，個人と環境との間に調和した関係が保たれた状態を指す。したがって死別後の適応とは，遺族が故人の死を受け容れるとともに，喪失に伴う役割の変化や人間関係の再構成などの事態にうまく適合し，故人のいない環境と調和できた状態を意味するといえる。また適応とは，単に望ましくない問題がない状態を指すのではなく，死別体験による成長や発達も包含した状態としてとらえられる。

（2）　人間的成長という視座

　困難な出来事と苦闘するなかで成長するという考え自体は，けっして新しいものではないが，近年，外傷後成長，ストレス関連成長，有益性

発見などと概念化されて研究が進められてきた。死別体験者のほか，病気の患者やその家族，性暴力被害者，戦闘体験者などを対象とした研究を通じて，困難な出来事や外傷体験を経験した人びとにおける人間的成長 (personal growth) が報告されている。こうした人間的成長を考えるにあたっては，次の3点に留意しなければならない。まず，人はすべての面において成長を経験するわけではなく，また何の成長も経験しない人もいる。第二に，成長がみられたからといって，苦痛や苦悩を経験していないわけではない。そして第三として，成長が経験されるからといって，その出来事は望ましいこと，必要なこととらえられるべきではない。

(3) 人間的成長の分類と生起過程

人間的成長の分類として，リチャード・テデスキ (Richard G. Tedeschi) とローレンス・カルホーン (Lawrence G. Calhoun) は表10-5に示す5領域を挙げている。彼らの外傷後成長モデルによると，深刻な出来事が各人の持つ世界についての想定あるいは世界観を打ち砕くとき，人はその体験の意味を探求すべく動機づけられる。そして，この出来事の意味を首尾よく処理する過程であらわれるのが外傷後成長であり，出来事が世界観へ与える脅威の程度が成長に関与するとされる。しかし一方で，世界観への脅威とは無関係に，複数の過程から成長があらわれるとの指摘がある。たとえば，人間関係における肯定的な変化は，他者との体験の共有や他者への依存を通して見いだされるかもしれない。また，人間的成長を自ら表明することは，自尊心を維持するための認知的な防衛反応や，良い対処の印象を伝えるための試みに過ぎないのではないかとの意見もある。

表10-5　外傷後成長の5領域

他者との関係	死別体験は周囲の人との関係を壊す場合もあるが，人間関係の親密さが増すことも少なくない。また苦しんでいる人，特に同じような体験をした人への共感や思いやりを強く感じることがある。
新たな可能性	体験をきっかけに，新たな関心が芽生えたり，新たな活動に取り組んだり，あるいは体験の結果として新しい技術を身につけるなど，人生の新しい進路を見いだすことがある。
人間としての強さ	死別体験によって人間の弱さが教えられると同時に，それを乗り越えようと苦闘するなかで，自分が以前よりも強くなったと思えるようになることもある。
スピリチュアルな変化	価値観や信仰が根底から大きく揺さぶられ，絶望を感じることもあるが，自らの価値観や信仰をあらためて見つめなおすことで，人生の意味や価値に対する洞察を深めることにつながる。
人生に対する感謝	いのちの大切さや，今生きていることの素晴らしさにあらためて気づかされたり，人生において何が重要なのかということの優先順位を見直したりする。

〔出典：Tedeschi, R. G., & Calhoun, L.G.『Posttraumatic growth：Conceptual foundations and empirical evidence. Psychological Inquiry』2004, 15, p. 1-18 をもとに筆者が作成〕

参考文献

坂口幸弘『増補版　悲嘆学入門—死別の悲しみを学ぶ』（昭和堂　2022）

ロバート・A・ニーメヤー（鈴木剛子訳）『〈大切なもの〉を失ったあなたに—喪失を乗り越えるガイド』（金剛出版　2007）

マーガレット・S・シュトレーベ，ロバート・O・ハンソン，ヘンク・シュト，ウォルフガング・シュトレーベ編（森茂起・森年恵　訳）『死別体験：研究と介入の最前線』（誠信書房　2014）

J・W・ウォーデン（山本力監訳）『悲嘆カウンセリング　臨床実践ハンドブック』（誠信書房　2011）

リンダ・エスピー（下稲葉かおり訳）『私たちの先生は子どもたち！　子どもの悲嘆をサポートする本』（青海社　2005）

1. 人生の避けられない局面である喪失と悲嘆にどのように向き合えばよいのか，自分の経験をふまえて，考えてみよう。
2. 通常ではない悲嘆，いわゆる複雑性悲嘆を，精神疾患の一つとして位置づけることについて，どのような意義や懸念があるのか，ふりかえってみよう。
3. 困難な出来事による人間的成長とはどのような体験なのか，自分の経験をふまえて，考えてみよう。

11 グリーフケア

坂口幸弘

≪目標&ポイント≫ グリーフケア（遺族ケア）とは，一般的には死別による悲嘆に直面している人びとへの援助や支援を意味する。グリーフケアの定義は必ずしも定まっていないが，その目的や分類，提供者など基本的な考え方について整理するとともに，グリーフケアの方法として大切なポイントをまとめる。また，各地で拡がりをみせているグリーフケアの実際として，遺族のセルフヘルプ・グループや，ホスピス・緩和ケア病棟，葬儀社での取り組みを紹介する。

≪キーワード≫ グリーフケア，死別，セルフヘルプ・グループ，緩和ケア，葬儀

1. グリーフケアの定義と分類

（1） 用語と定義

死別による悲嘆に直面している人びとへの援助や支援をあらわす言葉として，日本ではグリーフケア（悲嘆ケア）という用語が広く浸透している。遺族ケア，グリーフサポート，ビリーブメントケア（死別ケア）といった用語も，同義的に用いられている。厳密にいうと，グリーフは死別を含む喪失全般に対する反応であり，本来，グリーフケアは死別悲嘆へのケアのみを意味するわけではないが，死別場面において用いられることがほとんどである。

死別でのグリーフケアに関する定義は必ずしも定まっていないが，重

要な他者を亡くした人を対象として,死によって生じるさまざま問題を軽減し,死別への適応過程を促進するために意図された個人あるいは集団による態度や行動,活動と定義することができる。また,より広い意味で考えれば,死別後の直接的,意図的な支援だけではなく,故人の死の前後を問わず,結果として死別者の適応過程にとって何らかの助けになる行い全般も,グリーフケアと呼ぶことができるであろう。たとえば,患者へのより良き終末期ケアは,死別後の遺族の悲嘆を軽減することが示唆されており,広義のグリーフケアであるともいえる。

(2) グリーフケアの目的

　グリーフケアの目的の一つは,予防医学的な観点からとらえることができる。死別に伴う悲嘆は基本的に正常な反応であるものの,ときに複雑性悲嘆や,精神疾患や身体疾患への罹患,自殺,死亡につながる危険性を孕(はら)んでいることが従来の疫学研究で報告されている。それゆえ,このようなリスクの低減をはかるため,元の正常な身体的,心理社会的機能を回復させることが援助目標となる。

　死別後の生活や人生への適応という観点から,グリーフケアの目的をとらえることもできる。前章の二重過程モデルでも示されているように,死別後に対処すべき課題は,大切な人の死そのものをどう受けとめるのかという問題だけではない。現実生活の困難や今後の人生設計など,故人亡き後のこれからの生活や人生をどう立て直していくかという課題にも遺族は直面する。故人のいない新たな生活や人生の再出発を後押しすることもグリーフケアの目的と考えられる。

(3) グリーフケアの分類

1） ケアの内容に基づく分類

　提供されるケアの内容に基づく分類では，①情緒的サポート，②道具的サポート，③情報的サポート，④治療的介入に分けられる。遺族がサポートを必要とするのは，情緒的な側面ばかりではない。たとえば一連の宗教的行事や事務処理，家事など，より現実的な問題に直面し，ストレスを感じている者も多い。それゆえ，このような問題に対する直接的な援助，いわゆる道具的サポートが必要となる。また，情報的サポートとして，通常の悲嘆反応や対処方法などの知識や，セルフヘルプ・グループや法律相談窓口といった各種社会資源に関する情報の提供も有用である（第15章参照）。この分類は，グリーフケアにはいわゆる心のケアだけではなく，実際に直面している日常生活上の問題を解決するためのサポートも含まれることを明示している。複雑性悲嘆や，大うつ病性障害や心的外傷後ストレス障害，不安障害，物質関連障害など精神保健上の疾患が独立して，あるいは合併して生じている場合，薬物療法や支持的精神療法などを含む精神科の治療が必要となる。複雑性悲嘆に対する治療法としては，二重過程モデルを理論的基盤にした複雑性悲嘆治療が開発され，その有効性が報告されている。

2） ケアの対象に基づく分類

　ケアを提供する対象に基づく分類として，①一次予防的介入，②二次予防的介入，③三次予防的介入という3カテゴリーが挙げられる。一次予防的介入とは，介入の適応があるかどうかにかかわらず，すべての遺族に予防的に援助を提供することである。二次予防的介入とは，死の状況や心理社会的機能の水準によって遺族を選別し，不適応のリスクが高い遺族に対象を絞って早期に提供される援助である。そして三次予防的介入は，複雑性悲嘆や，併発した精神疾患に対して行われる治療的介入

のことである。

　グリーフケアの有効性に関しては，すべての遺族に一律に効果があるのではなく，不適応的な遺族に対象を絞った場合に，効果が認められるとされる。したがって，有効かつ効率的なグリーフケアを行うためには，遺族のニーズやリスクに応じた多層的なケアサービスを提供することが重要であり，そのための信頼性の高いアセスメントが必要であると考えられる。

(4)　グリーフケアの提供者

　グリーフケアを提供する者としては，①家族・親族・友人・知人，②遺族同士，③医療関係者・福祉関係者・宗教家・学校関係者・葬儀業者・弁護士・司法書士など遺族に接する職種の人びと，④精神科医やカウンセラーなどの専門家，⑤公的機関，⑥その他が挙げられる。家族・親族・友人・知人や遺族同士の場合，ケアという言葉は馴染まないが，物心両面で当事者にとって大きな力になることのできる存在である。医療・福祉の関係者の場合，故人や遺族を互いに知っているという関係性が存在する。その関係性の文脈のなかでグリーフケアが行われるため，遺族にとって信頼し安心できる良き援助者になり得る一方で，かかわること自体を望まれないこともある。その他としては，ボランティアや，グリーフケアの専門職などが考えられる。現在のところ，グリーフケア専門職としての活躍の場は限定的であるが，グリーフケアを担う人材の養成を目的とした，民間のプログラムや資格認定が広がりつつある。

2. グリーフケアの基本

(1)　何か力になりたいという気持ちを大切にする

　死別の悲しみに暮れている人を前にして，何か助けになりたいと思う

気持ちが，グリーフケアにおいてまずは大切である。その気持ちがなければ，そもそも相手を気にかけることはないし，相手の力になることもない。逆に，その気持ちがあれば，そしてその気持ちを少しでも相手に届けることができれば，それだけでも遺族にとって支えになるかもしれない。自分を気にかけてくれている人がいると思えるだけで，人は安心できる。ただし，悪気はなくとも，「～してあげる」というあからさまな態度は，遺族の自尊心を傷つけかねない。「かわいそうに」「お気の毒に」という同情の言葉も同様である。遺族はけっして無力な弱者ではない。

(2) 相手の思いを尊重する

遺族に接するうえで最も基本となることは，相手の思いを尊重し，その思いにそっと寄り添う姿勢である。相手の気持ちを考えずに，一方的なアドバイスを与えるのは「やさしさの押しつけ」であり，自己満足であるといっても過言ではない。当事者の気持ちはやはりその人にしかわからない。「お気持ちはよくわかります」など遺族に安易に同調する言葉は，かえって遺族の不信感を招くこともある。過去の経験や知識などからわかった気になることがあるかもしれないが，一人として同じ体験はなく，「深い部分まではわかりきれない」という前提に立つことが大切である。そのうえで，遺族の思いや考え方に何とか近づこうとする謙虚な姿勢が援助者には望まれる。

(3) そばにいる

言葉はなくても，ただそばにいて，ともに悲しむだけでも，ときに遺族の救いになる。そばにいるということは，一見すると簡単なようだが，何かをすること以上にエネルギーが必要であるかもしれない。周囲

の者はつい何かをしなければという焦燥感にかられがちだが，そばにいることの価値を見直す必要がある。「そばにいる」というのは，なにも物理的に近くにいることのみを意味しているわけではない。物理的な距離は遠く離れていても，心理的にそばで寄り添うことはできる。身近な人であれば，気の利いた言葉を無理に絞り出さずとも，これまでと変わらぬ態度でふだん通りに接し，そばにありつづけることが遺族の心の拠り所となるであろう。

(4) じっくりと耳を傾けること

　話を聴く際のポイントとして，話をさえぎったり話題を変えたりせず，遺族の思いに耳を傾けることが大切である。遺族の示す強い怒りや罪悪感などの感情のなかには，不合理なものが含まれていたり，話している内容が事実と部分的に異なっていたりすることもある。話の途中でつい反論したくなる誘惑を抑えて，まずは話を否定したり訂正したりするのではなく，そのままに遺族の話を聴く姿勢が求められる。客観的な事実が何であるかよりも，遺族がそれをどのようにとらえ，どう感じているかが重要である。遺族のなかには，個人的な体験を語ることに抵抗を持つ人もいる。本人が話したくないのであれば，無理に当時の状況や気持ちを聞き出すのは避けるべきである。

(5) 長い目で見守る

　悲嘆に必要な時間は人それぞれである。それゆえ死別後まもなくだけでなく，長期にわたって継続的に遺族を見守っていくことが望ましい。「いつまでも泣いていても仕方がない」「あなたがしっかりしないと」と早く立ち直るようにプレッシャーをかけることは避けるべきである。また，同じような言葉や働きかけであっても，遺族の心理状態によって受

け入れられることもあれば，拒絶されることもある。あせらずに，少し距離をとって見守ることもときに必要である。元気そうにみえても，亡き人の命日を迎える時期などに落ち込む，いわゆる記念日反応を経験することもあるため，その時期に合わせて訪問したり，電話やメールをしたりすることも良いだろう。

(6) 思い出や体験を分かち合う

　故人の話題をことさらに避けることは，遺族に孤立感をいだかせることにもつながる。周囲の人が故人のことを忘れてしまっているかのように感じたり，故人がまるで存在しなかったかのように思えたりすることは，遺族にとっては耐え難いことである。遺族にとって，肉体的には存在しなくとも，故人の存在はけっして無ではなく，社会的な存在として生きつづけている。故人にかかわる記憶を共有できる人が，一人でも多くいることが遺族にとって救いになる。大規模な災害や事故などの後の定期的な追悼行事や慰霊碑が持つ意義は，「亡き人のことを忘れない」という社会から遺族へのメッセージにあるように思われる。

(7) 生活面での手助けをする

　故人亡き後に相続や名義変更，法事などの煩雑な諸手続きや準備に忙殺され，大きな負担を感じる遺族も少なくない。また，故人のいない新たな生活において，たとえば食事支度や買い物，子どもの世話，庭の手入れ，ペットの散歩など，大小さまざまな困りごとに直面することもある。そのような場合には，目の前にある問題の解決を手助けする直接的かつ具体的な援助が求められる。ちょっとした頼みごとを気軽にできる人が身近にいれば，彼らの負担は多少なりとも軽減されるであろう。各種の相談窓口などの情報を集めて伝えることも，混乱の時期にある遺族

にとって有用である。遺族が気兼ねなく頼めるように，自分ができることを先に伝えるとよいかもしれない。

（8） 身体的な健康にも気を配る

死別によって免疫機能や内分泌機能が低下することに加え，自身の健康管理もおざなりとなり，持病が悪化したり，新たな疾病に罹患したりするリスクが高くなる。高齢者の場合には認知症の発症につながる可能性もある。本人だけでは身体面の自己管理が難しい時期には，身近な人が注意深く見守ることが大切である。場合によっては，本人が望まずとも，病院に連れて行くことも必要であろう。死別のつらさを紛らわしたいとの心理から，飲酒や喫煙が以前よりも大幅に増える人もいる。これらは手軽で，かつ即効性があるため，依存しやすいという危険性もある。ただでさえ弱っている身体に悪影響を与えぬよう，アルコールやたばこの過度の摂取や依存には注意が必要である。

（9） 状態に応じて専門家への受診をすすめる

家族や友人・知人を含め，精神保健の専門家ではない援助者は，複雑性悲嘆や精神疾患が疑われる場合，速やかに専門家に相談し，診察を受けさせることが望ましい。一般的な判断の目安としては，死別から1年近くが経過しても，悲しみが極めて深く，そのために日常生活に大きな支障があるような場合には，専門家に相談することを考えてみても良いかもしれない。また，親しい人との死別は自殺のリスク因子の一つに位置づけられており，自殺をほのめかす発言など，自殺の危険兆候を見逃さないことも重要である。電話やメールでは本音はみせず，「大丈夫」と元気さを装う場合もあるため，対面して顔を見て，直接言葉を交わすことも大切である。

(10) 自分の心と身体もいたわる

　悲しみに暮れる遺族に接することは，支援する側に少なからず精神的疲労をもたらすが，自他ともに見過ごされがちである。相手の感情に巻き込まれ，気持ちが大きく揺さぶられたり，怒りや不満の感情をぶつけられ，無力感を抱いてしまったりすることもある。自分ができることには限界があることを認識しておくことは大切である。相手がなかなか悲しみから抜け出せないからといって，必要以上に自分を責める必要はない。遺族を支えるにあたっては，それに伴う精神的な負荷を十分に認識し，自らの心と身体を意識的にいたわる必要がある。サポートする側も同じ人間であり，ときに支えられる必要がある。遺族への対応を，自分一人で抱え込まないことが大切である。

3．グリーフケアの諸相

(1) セルフヘルプ・グループ

　セルフヘルプ・グループ（self-help group）とは当事者組織であり，同じ悩みや障害を持つ人たちによって作られた小グループのことをいう。その目的は自分が抱えている問題を仲間のサポートを受けながら，自分で解決あるいは受容していくことにある。メンバー構成については，故人との続柄や死因などメンバーの同質性が重要ではあるが，必ず全員が同質でなければならないというわけではない。サポートグループ（support group）は，セルフヘルプ・グループと目的や機能は同様だが，第三者の関与に違いがある。セルフヘルプ・グループはあくまで当事者組織であるのに対して，サポートグループは精神保健の専門家など当事者ではない第三者が組織し，運営を行う。ただし両者を明確に区別することは，現実には難しい。

　遺族のセルフヘルプ・グループの活動は，1960年代にイギリスやアメ

リカで始まったとされる。1969年にイングランドで創設された"The Compassionate Friends"は，子どもを亡くした親のためのセルフヘルプ・グループであり，現在では30カ国以上に広がり，1,000を超える支部を有している。日本で本格化し始めたのは1990年前後であるといわれる。たとえば，子どもを亡くした親の会である「ちいさな風の会」（1988年発足）や，死因や続柄を限定しない「神戸・ひまわりの会」（1994年発足）などが，その当時に組織されている。近年では，自死遺族や犯罪被害者遺族のセルフヘルプ・グループなど，さまざまな活動が展開されている。

　セルフヘルプ・グループは地域での遺族を支える取り組みとして社会的意義は大きいが，その数はまだ少なく，活動している地域も限定的であるのが現状である。その背景には，当事者組織であるセルフヘルプ・グループが抱える問題がある。一つは人手不足や後継者不足であり，過重な負担が少数の運営者にかかっている場合が多い。運営上の負担だけでなく，援助者であることによる精神的な疲労も看過できない。援助者は自らの喪失体験や悲嘆とも向き合うことになるが，当事者でもある運営者は参加者の感情に巻き込まれ，ときに気持ちが大きく揺さぶられがちである。また，活動資金や開催場所で苦労している団体も多い。遺族のセルフヘルプ・グループの充実をはかるためには，運営者に対するコンサルテーションやスーパービジョン，活動資金の補助，開催場所の確保など，各グループのニーズに応じた多面的な支援体制を整備する必要がある。

　近年では，インターネットを活用し，同じような体験をした遺族同士がコミュニケーションをはかることができたり，故人の生涯が写真とともに綴られ，閲覧者が故人や遺族に対してメッセージを書き込むことができたりするウェブサイトもある。こうした取り組みの利点の一つは簡

便性であり，遺族はわざわざ遠方に出かけなくても利用することができる。身体上の問題で遠方に出かけるのが困難な人にとっては有用であろう。また，時間的制約からも解放される。仕事や，介護や子育てのために時間の都合が合わずに参加できない人にとっては，その利便性は大きい。匿名性も利点として挙げられる。匿名であることで，通常では話しにくい率直な胸の内や，実生活上の悩みを憚（はばか）ることなく語り易いかもしれない。運営する側としても，人的あるいは金銭的コストも少なくてすむという利点がある。一方で，インターネット上の当事者同士のコミュニティーに没頭するあまり，日常の生活で孤立してしまうのではないかという危惧もある。精神的に脆弱な遺族が悪意を持った人に利用される危険性も指摘されている。このような功罪は必ずしも十分に検証されていないが，インターネットを活用した取り組みは国内外で拡がっており，今後の動向が注目される。

(2) 緩和ケアとグリーフケア

　緩和ケアの働きの一つとして，「家族が患者の病気や死別後の生活に適応できるように支える」ことがWHO（世界保健機関）の定義において明示されており，緩和ケアの対象は患者だけでなく，その家族・遺族も含んでいる。実際，2017年6月現在で380を上回る日本各地のホスピス・緩和ケア病棟では，さまざまなグリーフケアの取り組みが行われている。たとえば多くの施設では，死亡患者の担当看護師などによって，主たる介護者宛に手紙を送っている。送る時期や回数，内容は施設によって異なるが，四十九日頃から死別後3か月頃の間にまずは送るところが多いようである。また，各施設内で一定の期間に亡くなった遺族を対象に，半年もしくは1年に1回定期的に開催される「家族会」や「遺族会」などと呼ばれる取り組みもある。これには医師や看護師など病院ス

タッフが多数参加し，茶話会やグループトークを中心に，施設ごとに多様なプログラムが行われている．このような会は遺族同士の交流や病院スタッフと遺族の交流の場と位置づけることができる．家族会や遺族会とは別に，遺族同士の体験の共有，相互支援を目的とした少人数の会，いわゆるサポートグループを実施しているところもある．現在のところ，緩和ケアにおけるグリーフケアについて標準化された指針があるわけではなく，その方法や内容は各施設の裁量に委(ゆだ)ねられている．

　このように緩和ケア領域では，遺族を支える意欲的な取り組みが行われているものの，ホスピス・緩和ケア病棟で最期を迎える人は，全死亡者の1割に満たず，上記のようなケアを受けられる遺族は全体のごく一部にすぎない．医療の場全般においてグリーフケアは，今のところ，付加的なサービスという位置づけである．ただでさえ業務負担の大きい医療関係者にとって，その必要性は感じていたとしても，遺族のために費やすことのできる労力や時間は限られている．ホスピス・緩和ケア病棟においても，病棟スタッフ，特に看護師の献身的な働きに依るところが大きいのが実情である．また診療報酬の点数加算がないため，病院経営上もなかなか積極的になりにくいという背景もある．それゆえ日本人の多くが死を迎える一般の病棟では，患者の死後の遺族への支援に関して，関心や理解は示しつつも，消極的であるところが多いように思われる．最近では，小児科や新生児科，産科，在宅医療など，ホスピスや緩和ケア病棟以外の医療現場，さらには高齢者施設でも遺族を支える試みが広がりつつあるが，まだまだ限定的である．先進的な取り組みとして，「遺族外来」もしくは「グリーフケア外来」と呼ばれる遺族のための病院外来も始まっている．遺族を熱心に診てくれる専門家の情報が欲しいという声は，遺族や援助者の間でしばしば聞かれる．こうした取り組みは，精神科的な治療を必要としている遺族の受け皿として大いに期待さ

れる。

（3）　葬儀とグリーフケア

　従来我が国では，葬儀業界において特筆すべきグリーフケアの取り組みはほとんどみられなかったが，2003年12月に業界最大手の㈱公益社が，社会貢献事業の一環として，遺族同士が体験を共有する「分かち合いの会」を中心とした遺族支援活動「ひだまりの会」を開始した。その後，分科会や日帰り旅行といった会員同士の交流を深める取り組みや，情報誌の発行など活動領域を拡大してきた。2010年1月には会員を中心にNPO法人も設立され，遺族が自らの体験を社会に活かす活動等を継続的に行っている。

　葬儀社がグリーフケアに取り組むことの利点としては，死亡場所や死因，続柄などに限定されず，幅広い層の遺族にサポートを受ける機会が開かれている点がまず挙げられる。また葬儀を介しての遺族との接点を生かして，死別後の比較的早い時期から，遺族を支援するためのアプローチを主体的に行うこともできる。遺族が助けを求めてくるのを受動的に待つのではなく，能動的に遺族に接近し，支援の手を差し出すことは，深い悲しみで身動きがとれないでいる遺族にとっては救いになると思われる。

　葬儀社が提供するサービスの一つとして，エンバーミング（遺体衛生保全）が近年注目されている。血管を通して遺体の体液と防腐剤を入れ替えることで，遺体の長期保存が可能となり，それによって性急に葬儀を行う必要がなくなり，故人との最期の時間をゆっくりと過ごせるようになる。また，死亡時の外傷や，長い闘病生活や薬の副作用によるやつれを直し，生前の故人らしい姿に近付けることができるという。こうした技術は，遺族の心理的適応を促すことにつながる可能性があると考え

られる．

　葬儀社の取り組み以前に，そもそも葬儀を含む死にかかわる儀礼や慣習は，死者のためだけの行事ではなく，遺族の悲嘆の過程にとって重要な意味を持っていると考えられる．日本を含む先進諸国では近代化，都市化現象が進み，地域社会の連帯感が希薄になり，葬送儀礼や伝統的慣習はしだいに形骸化や簡素化しつつあるが，悲嘆の過程は容易に簡略化できるものではなく，伝統的慣習が果たしてきた役割をあらためて見直す必要があるのではないかと思われる．遺族にとっての葬儀の持つ価値として，非日常的な一連の儀式を通して，死を現実のものとして受け入れる手助けとなることが挙げられる．また，葬儀は遺族にとって悲嘆の感情を公にあらわすことが許された社会的な機会である．さらに葬儀の場に参集した親戚縁者，故人にゆかりのある人びとなどと，故人の思い出や気持ちを共有し，体験を分かち合うことも，遺族の大きな支えになると考えられる．加えて，葬儀後に続く法事・法要も，体験を共有する機会を提供するだけでなく，一周忌や三回忌など記念日反応が懸念される節目の時期に行われ，加えて長期にわたって実施されるという点で，グリーフケアとしての要素を備えていると考えられる．

参考文献

坂口幸弘『死別の悲しみに向き合う―グリーフケアとは何か』（講談社現代新書　2012）

広瀬寛子『悲嘆とグリーフケア』（医学書院　2011）

若林一美『死別の悲しみを超えて』（岩波現代文庫　2000）

高木慶子編著『グリーフケア入門―悲嘆のさなかにある人を支える』（勁草書房　2012）

高橋聡美編著『グリーフケア―死別による悲嘆の援助』(メヂカルフレンド社 2012)

学習のヒント

1. グリーフケアの目的とは何か，どのような種類があるのか，誰が行うのかについて，それぞれふりかえってみよう．
2. 深い悲しみのなかにある遺族に，どのようにかかわっていけば良いのか，ふりかえってみよう．
3. さまざまなグリーフケアの取り組みをふまえて，今後どのような取り組みができるのか，考えてみよう．

12 | デス・エデュケーション

鈴木康明

≪目標&ポイント≫ デス・エデュケーションのこれまでを概観し，その特質について考える。そのうえで，デス・エデュケーションの我が国の学校教育における有用性と可能性について言及する。あわせて，いのちの教育，悲嘆教育を取り上げ，発達援助活動としてのデス・エデュケーションのこれからについて考える。

≪キーワード≫ デス・エデュケーション，死生観，生き方，いのち，悲嘆教育，発達援助活動

1. デス・エデュケーションについて

(1) アメリカの動向

アメリカにおいてデス・エデュケーションが始まるきっかけとなったものの一つに，1959年のファイフェル編集による『The Meaning of Death』（我が国では，大原健士郎らの訳による『死の意味するもの』として，1973年に岩崎学術出版社から出版）の公刊がある。ここでファイフェルは，死についての知識を体系化し，死を禁忌ではなく，学際的な学問が取り上げ，科学的に対応，認識する対象と考えた。

そして，これに連動する形で，1963年にフルトンが大学院で行った「Death and Dying」の講座が，死にまつわる事柄に焦点化した教育の始まりである。なお，この実践は，1984年に『デス・エデュケーション 死生観への挑戦』として我が国に紹介された。

それではなぜアメリカは，死を学術的に検討するのか，そしてなぜ，死についての教育が必要だったのだろうか。理由として考えられるものは多岐にわたるが，医療の高度化による脳死や臓器移植について，尊厳死，安楽死について，悪性新生物の増加に伴う終末期医療，ホスピス運動について，さらには自殺やヴェトナム戦争など，国民一人ひとりが，死を自分の問題として考えなければならない状況があったということなどにまとめられる。また，高齢者の病院や施設での死が増加した結果，日常の生活から遠のいた看取りや葬儀も含むあれこれを，自らの事柄として問い直すという課題もあった。

　このデス・エデュケーションは1980年代半ばになると，それまでと比べ，さほど目立つ動きをみせなくなるが，それは一時的な流行りとしてのものから，生きるに際し学ぶべき当然のこととして，定着していったためであると考える。そもそも，人間が必ず死ぬ存在である以上，デス・エデュケーションがその使命を終えることはないのである。加えてアメリカの『Encyclopedia of DEATH（死の百科事典）』(1989) における，「デス・エデュケーションとは，死の意味，死んでいく過程，悲しみ，近親との死に別れについて理解し，その知識の拡充を促す多様な方法，技術を持つ計画された教育経験に適用される言葉」(p. 74) にある，悲しみと死に別れの事柄は，我々が深く関心を持つものであり，それを学ぶデス・エデュケーションに寄せる期待はさらに高まるに違いない。

(2) 日本の場合

　我が国では death education は，定まった邦訳を持たない。そこでここでは，そのままデス・エデュケーションとするが，研究者らは，死の教育，死への準備教育，死を通して生を考える教育，生と死の教育，生と死から学ぶいのちの教育，いのちの教育など翻案して表現している。

これらには，それぞれが考えるデス・エデュケーションの理念が反映され興味深い。

さて，我が国のデス・エデュケーションは，1970年代，医師の河野博臣，日野原重明らにより，その端緒が開かれた。当初は，医療領域のなかの，特に，終末期にかかわる医師や看護師などが，どのように患者の死の現実と向きあい，死にゆく患者とそれを見守る家族を支援するのか考え，実践するものとして導入された。しかし，告知や尊厳死などを始め，死についての事柄は社会にとっても関心事であることから，1980年代以降は，医療従事者だけではなく，広く社会全体を意識したものへと拡大した。なお，この動きについては，前述したファイフェル，フルトンの著作が，我が国で出版された年代なども参考にされたい。

このデス・エデュケーションの拡大，変化について，樋口・平山編(1985)の『生と死の教育　デス・エデュケーションのすすめ』(創元社)は，次のように記している。

> 死の教育においては人間の能力のうちの知的なものだけでなく，より基本的な生命の力に対する信頼や愛する能力に目覚めることを教えることになるのではないだろうか。死を前にすれば，あらゆる人は謙虚になるし，平等になる。そして，いかに人の心に深くコミュニケートする愛の能力をもつかという点への自覚をもたらすようになる。(樋口和彦『死と再生』, p. 290)
>
> 死の教育というものが，将来訪れるであろうところの死に対する準備を行うことを目的とするにとどまらず，死を想い，死を体験することを通して，現在の生をよりよく生きることを意図している……。つまり死の教育は，未来と現在の生き方そのものを問い直し，より充実した生を送ることを目指す必要があると考える。(平

山正美『生と死の教育』，p. 146)

　ここでは，デス・エデュケーションとは，死を通して，生きることを考える教育であるというとらえ方がみられる。そして，このような視点は，1977年から大学生を対象に，「死の哲学」の講義名でデス・エデュケーションを行うデーケン編の『死への準備教育Ⅰ　死を教える』（メヂカルフレンド社　1986）がわかりやすく，その後我が国のデス・エデュケーションの傾向となっていく。

　　死を身近な問題として考え，生と死の意義を探求し，自覚を持って自己と他者の死に備えての心構えを習得することはできるし，また必要でもある。（アルフォンス・デーケン『死への準備教育の意義　生涯教育として捉える』，p. 2）

　デーケン（2001）はその後，デス・エデュケーションをさらに，生きることに比重をかけたものに変える。これは，デス・エデュケーションが己の死に備えるための準備教育ではなく，あくまでもよりよく生きることを志向する教育であるということを強調するためである。
　社会の豊かさは，物質的な物差しだけではかることはできないものである。そのことも含めて，指標の多様性について検討すること，そもそも，そのような探索が可能な社会こそ，真の豊かさに最も近い位置にいるのではないだろうか。
　我々はどのように生きていけばよいのか，我が国のデス・エデュケーションはこの課題意識のもと，これまで自分たち社会が培ってきた価値観を検討する。そして，その価値観の中心には，人間観，人生観，生命観，倫理観，宗教観などを基底とする死生観があるのである。

2. 大学教育における筆者のデス・エデュケーション

(1) 発達援助活動
1) 人間性教育

　筆者は1997年，当時所属していた大学で，「死の教育」の講義名でデス・エデュケーションを始めた。学内の機構改革に伴い，学生に提供する教育内容を見直すなかで，学生の人間性の育成にかかわる教育の必要性を考えたことが理由である。

　この人間性を育む教育は，専門的知識と技術を教えることと並び，教育機関としての大学が持つ使命の一つである。それまでも大学は，学生の人間関係，性格，抱えている問題，さらには将来設計などの事柄に関して，学生相談などにおける問題解決的介入を行っている。今回はさらに学生が自ら対処できる力を育成するためのかかわりも目指したのだが，このような学生に対する発達援助活動を，集団を対象に，知識の伝達の視点も考慮し行うにはどうしたらよいか考え，デス・エデュケーションを行うこととした。これは，その後所属を変わるなか，それぞれの大学で行い，現勤務校でも担当している。ただし，講義名は大学により異なる。

2) 手当てと備え

　学生は，デス・エデュケーションを通し，死に関する今まで知ることのなかった知見を獲得する。たとえば過去に死別を体験している場合，死別の悲しみについて，悲嘆の反応は個人的であり，悲哀の過程も一様ではないことを学ぶことで，そのとき自分や周囲に生じた混乱した反応を，知的に整理，理解する手がかりとなることがある。これをデス・エデュケーションの持つ自己手当て的効果とすると，あわせて，未知の者にとっては，事前の準備につながることから，将来に向けての備え的効

果が期待できる。もちろん死に関する事柄は，教育的にいかにかかわったとしても，戸惑いがまったく無くなるということはないことは自明である。

3）開発的役割

デス・エデュケーションは，死と生の事柄に対する自分の価値観について，なぜ自分はそう考えるのかと，真摯な見直しが問われる主題が多い。この自己点検作業を，体験していない事柄であったとしても自分の問題としてはどうなのだろうかと想像的に行うこと，他者との話し合いを通して自分と異なる死生観と出会うことなどを通し，弱く，ずるく，身勝手でその場しのぎの自分と対面することがある。これは人間性形成の途上にある学生にとり，確かに衝撃であるかもしれないが，このような人間として問題と思われるものであったとしても，それも含めての自分であると受けとめることで，他者に対する視線に，ゆとりとあたたかさが生まれるのである。

さらに，激しい競争社会の一員として生きていくにあたり，他者より優れていること，何かができること，さらには社会の役に立てることを目指し，生活することは当然である。しかし，デス・エデュケーションは，我々の生きている意味はそれだけだろうか，何ができるかだけが存在をはかる尺度なのだろうかと，自問せざるを得ない主題を持つ。

いくつもの解答と対峙するなかで育まれる，柔軟で寛容な人間性は，学生のこれからを考えたとき，けっして負となることはないと考える。

（2）畏敬の対象について

1）死後の生命

デス・エデュケーションを始めた当時の所属は，学生を特定の宗教上の枠組みへ誘うことは禁忌であった。このことはその後の大学も同様で

あり，そもそも筆者自身が，特定の宗教に帰属意識を持つわけではないのである。だとすると筆者が行うデス・エデュケーションが，キリスト者が，自らの信仰に基づき，宗教立の教育機関で行うものと同じである必然はない。

たとえばデーケン (1994) の,「死後の生命を信じるというのは,現在の生にも意義を見いだすこと」(『死とどう向き合うか』NHK ビデオ, p. 115) についてだが，もちろん，この考え方に触れることで支えられる生き方があり，筆者がそれを否定するわけではない。ただ，死後については，ファイフェルやフルトンにすでにみられるように，学問の主題となりうる内容を持ちつつも，やはり，個人的な信仰の領域に属する意味合いが強い事柄である。そのため，集団を対象とする公教育，特に宗教立ではない教育機関においては，慎重な対応が必要であると考える。

2) 人間の存在

そこで，死後の生命に代わる物語，つまり筆者の展開するデス・エデュケーションの独自性を探索するなかで，ブラッカー (1972) の,「開発的カウンセリングは，現在と未来に焦点を合わせたものである。発達の概念は過去にではなく，未来に信頼を置くものである。開発的見地に立つカウンセラーは，基本的には，来談者がこれまでどこにいたかではなく，これから何に向かって進むかという点にかかわりを持つ」に出会った。ここから，生命は一回性だからこそ，今いる現在とこれからの未来を肯定的に志向する必要性を考え，さらに,「来談者は，目標を選択し，決断をくだし，一般には自分自身の行動と未来の発達に対して責任を引き受ける者である」(『開発的カウンセリング』国土社, p. 23) から，人間存在に対する全幅の信頼について考えたのである。そのうえで，平木 (1989) がカウンセラーの条件として挙げた人間のとらえ方に着目した。

人は一人ひとり，自分のかけがえのない人生を送っているのであり，それ故に，だれからも，どんな仕打ちを受けることも，後ろ指を指されることもないのだということを心の底に受け止めていることが大切だということである。だれもが，自分の人生の主人公であるということを受け入れていることが大切なのである．(pp. 149-150)。

人間は他と比することには意味を持たない，一人ひとりがかけがえのない存在である，だからこそ畏敬すべきは大いなるものではなく，個々の人間の存在そのものであってもらいたいのである。

(3) 内容と方法

講義の大枠となるものは，人間尊重と援助的人間関係，生涯発達的人間理解，地球的規模での課題としての多文化共生の三点である（鈴木1999）。

それをもとに，具体的な項目として，優生思想と障害，老い，ノーマライゼーション，文化接触，ホスピスと緩和ケア，デス・エデュケーション，死別の悲しみとそのかかわり，尊厳死，臓器移植などを取り上げる。さらに，人間存在の在り様を幅広く考えるため，いじめ，虐待，偏見，差別などの社会的問題，ショアー（ホロコースト），戦争における殺戮（さつりく）などの歴史的問題も取り上げる。

展開にあたっては，筆者と受講学生との対話，受講学生間の対話を重視する。これは他者と積極的に交流することで，異質な意見（存在）と出会い，そこにおける対応を通して，異質性に対する自らのあり方に気づき，一人ひとりの異質性こそ，人間の独自性の証（あかし）であることを理解するためである。主題によっては，レスポンスシートに感想や意見，質問

を記入する作業を通し，事柄に対する自らの思索を深め，それを表現することを求める。なお，学生の許可を得て，書かれたものを読み上げるなどして，受講者全員でそれを共有，さらに討議することもある。

3. デス・エデュケーションと「いのち」

(1) death and life education

　宗教学者の島薗（2003）は，死生学の実践的な局面を考えるなかで，筆者のデス・エデュケーションを取り上げ，「肯定的な姿勢でいのちに向きあい，いのちのつながりを自覚して生きがいをもって生きていくように教え導く」ものであり，デス・エデュケーションより幅の広い，いわば death and life education であるとした。そしてこの傾向は，筆者のみならず，我が国のデス・エデュケーション全体にみられる傾向であって，特に，小中高では「学校教育の実践場面では，死にだけ焦点を当てるよりも，生と死や，いのちという語を手がかりにした方が現場の実態を的確に表現できると考えられている」（死生学試論（一），死生学研究，1，pp. 12-35.）とする。

　そこでここでは，いのちについて，いくつかの視点から考えることで，我が国のデス・エデュケーションについての理解を深めることにする。あわせて，小中高での実践における留意点についても整理する。

(2) いのちについて

1) 生命として

　いのちは二つの意味を持つと考える。第一は身体的，生物学的な次元に属する事柄で，知的に理解できるところの生命としてのいのちである。たとえば，成り立ちや構造などを，科学的な知識として理解することが可能な対象であり，これまでも，小中高の理科や家庭科，保健体育

などの教科活動を通して取り組んできたものである。
　その学習の意義は，文化の伝承と継承，さらに発展にあり，あわせて，学習者が人間として生きていく際の指針にもかかわるのである。つまり，興味や関心の幅がひろがることで，生命体についての豊かな視点が持てるようになり，これが，ステレオタイプ的なものの見方，ひいては偏見など狭窄(きょうさく)な枠組みの少ない，共生を志向する人間として生きるために必要な力となるということである。ものごとを正しく理解することは，差別を無くす最良の手段である。

2）つながりとして
　第二は，自分も含む，生きとし生けるもの，つまり，心を持ち身体を持ち，関係存在として実感できるつながりとしてのいのちである（鈴木2001）。人間は単独では存在できない，関係性の生き物であり，そのことを意味するこのいのちは，生命としてのもの以上に，実感としての理解が必要である。そのためには，日常の生活を通して行われる家庭での細やかな教育を基盤に，集団を活用することができる学校教育も，その特質を活かした展開をすることが望ましい。
　他者や集団とのかかわりを通して，どれだけ創造的で想像性豊かな人間を育成できるのか，デス・エデュケーションは，社会が抱える今日的課題としての関係性の事柄にも答えていきたいと考える。

3）いのちの主体
　生命体，そして関係存在という，二つのいのちからなる自分とは何者なのか，そのことに対する気づきも，デス・エデュケーションは求める。その際山折（2010）の，「ヨーロッパ産の『個』性に代わる，いい日本の言葉があるのではないかと考えつづけてきました。そこで気づいたのが，『個性』ではなく『個』という言葉でした。そしてこの『個』を『ひとり』と言い換え読み換えしたとき，豊かな広がりのある世界が

よみがえった」との発言は，いのちの存在である我々のありかたに，示唆を与えるものである。

とかく，先に集団ありきの発想が，すべての事柄に優先しがちな社会において，まず，集団を構成している個とは何かを正確に認識し，それをもって現状の改善を目指すということは，当然のようであって，我々の不得手なものの代表である。

(3) いのちを教える
1) 課題

つながりとしてのいのちを考える際，無視することのできない事柄がある。それは，たとえば学校教育の場で，教師から児童，生徒，学生へ，いのちについて目的的に語られるものと，実際に彼らが体験しているいのちを取り巻く現実との間に，大きな隔たりがみられるのではないかということである。

前述したように，子どもたちといえども，競争原理を中心にすえる社会システムに組み込まれており，それは，彼ら自身の意向ではなく，所属する社会の価値観に基づくものである。そうだとすると，いのちの尊厳の公平さや，大切さを訴える教師たちからのメッセージはいかにも薄く，彼らの世界には届きにくいのではないだろうか。

そこで展開に際して，まず問うべきは，教える我々の，人間のつながりに対する考え方であり，具体的な態度である。自らがそのことをどのように考え行動しているか気づくこと，そして実態を検討し，襟を正すべきは正してから始めることが肝要であると考える。

2) 技術と志について

なにより我々が，理想に向かい真摯に努力することであり，その努力は，社会的な価値観，風土に対する自らの立ち位置がいかなるものかと

いう気づきがもとになる。繰り返しになるが，これまでの，つながりとしてのいのちと自分のあり方を自覚すること，これがなされて初めて，わからないことはわからないと謙虚に答えられる先達として機能できると考える。

そのうえで，教師としての自分も一生懸命考えていくので，あなたたちも一緒に考えてもらえないだろうかとの姿勢を持つこと，筆者は，以上の事柄を丁寧に行うことをもって，教える技術と考える。加えて，いのちについては，彼らに先行し人生をおくる我々大人の問題でもあるとの視点を持つことも必要である。

そもそも教育とは，現実を吟味し，問題点を検討することで，その改善も含めた理想を掲げ，実現に向けて努力するよう求めることが使命である。そしてこの営みは，何も高邁で深遠なもので表現する必要はない。たとえば，つながりの大切さをみんなで共有できる社会を目指す，などわかりやすく平易なものであったとしても，社会のあり方の変革を目指すという点においては，志高く崇高なものなのである。

4. 悲嘆教育としてのデス・エデュケーション

（1） 筆者の実践

人間にとり死は必然の事柄である。このことと，残された者の悲しみという点において，人間は平等な存在であるといえる。ただし，死が，いつ，どのような形で生じるかについては，さまざまであるだけでなく，もう一つの課題である悲しみは，大きさや深さ，さらには長さなどそのあり様は，けっして平等などといえるものではない。そのため，我々が，この難解な事柄に対処し生きていくのはたいへんなことなのである。

アメリカのデス・エデュケーションの経緯をみると，すでにファイフ

ェル (1959) の時点で,科学的に検討する対象としての悲しみが取り上げられている。また,『死の百科事典』(1989) も,デス・エデュケーションの主題に,悲しみと死別を位置づけている。

さて,これまで悲嘆教育は,喪失体験に伴う悲嘆と悲哀の過程について学ぶことが目的であり,デス・エデュケーションにおける筆者の実践も,それを枠組みに展開してきた。詳しくは,本章2.(1)の2)「手当てと備え」の項を参照していただきたい。

実際の講義で悲嘆教育は,主に,ホスピスと緩和ケア,死別の悲しみとその援助の項目が該当する(鈴木 1999)が,悲嘆にしても哀悼にしても,講義全体を下支えする,通奏低音的な役割を担っている。また,筆者の臨床活動が,喪失の悲しみへの支援にあることから,かかわり技術の習得も目指している。

(2) 定義について考える

自死遺族の悲しみ,紛争,戦争に巻き込まれ苦悩する人びと,特に子どもたちの悲しみ,そして,2011年3月の東日本大震災による残された人びとの悲しみは,どれをとっても,当事者だけのことでなく,同時代を生きる我々の主題であり,そのような人びとを支えることは,人間としての責務であると考える。

また,悲嘆教育を体験した学生の講義時の反応や,感想には,いのちの尊厳,人間存在の平等性,関係性の大切さ,かかわりの必要性などについての気づきがみられることから,今後,デス・エデュケーションの中核的な働きをするものとして,悲嘆教育をとらえていきたい。そこで,これまでのものをふまえ,次の三点をもって悲嘆教育と考えることとする。

悲嘆教育とは,第一に,悲嘆反応と哀悼の過程を正しく理解すること

で，人間，モノ，事柄などの喪失で苦悩する人びとへの偏見や差別を無くし，彼らへの支援は，社会的課題であると認識するための学びである。そのうえで，第二は，喪失で苦悩する人びとの，人間としての尊厳の補填と確保，さらに強化を目指し，そこで必要な具体的なかかわり技術についても学ぶが，その際，人間の本来的に持っている自己治癒力に期待し，それを活性化するようなかかわり方を志向するための学びである。そして，第三は，今も続く戦争や，災害の被害者と同時代を生きる者として，喪失体験をさせられた人びとの思いを共感的に理解し，それを次世代に正確に語り伝えていくことのできる人材を育成する，また生じた事柄を忘却しないための社会づくりを志向するための学びである。

　これまでも教育の場においては，悲しみにまつわる重篤な事象が生じるたび，人間の尊厳と存在のかけがえのなさが揺らぐことのないよう，繰り返し語り，その意義を伝えてきている。また，動物や植物とのかかわりを通して生じる悲しみに向き合うときなど，ことさら悲嘆教育として意識することなく，自然と悲しみについて教えているのである。

　このたびの筆者の定義は，教育実践を通して得られたこれらの知見を補強，強化するものであり，そのうえで，二つの独自性を持つと考える。第一は，社会事象との関係のなかから目的を明確にし，具体的なかかわり技術の形成を目指している点であり，第二は，新たな価値観に基づく社会形成までも視野に置く点である。

　最後に。悲嘆教育は，教育といわゆるケアの二つの領域にまたがることから，これまでの教育に収まりきらないものである。担う人材の育成など，課題が山積するなかで掲げた定義だが，その実現に向けて，積極的に取り組んでいきたいと考える。

参考文献

アルフォンス・デーケン『生と死の教育』(岩波書店　2001)
河野博臣『死の臨床　死にゆく人々への援助』(医学書院　1974)
鈴木康明『生と死から学ぶ　デス・スタディ入門』(北大路書房　1999)
鈴木康明・監『いのちの本　①いのちについて考えよう　②生と死について考えよう』(学研　2001)
得丸定子・編『「いのち教育」をひもとく　日本と世界』(現代図書　2008)
平木典子『カウンセリングの話』(朝日新聞社　1989)
古田晴彦『高校生のための「いのち」の授業』(祥伝社黄金文庫　2013)
山折哲雄『わたしが死について語るなら』(ポプラ社　2010)
ロバート・フルトン・編，斎藤武・若林一美訳『デス・エデュケーション　死生観への挑戦』(現代図書　1984)

学習のヒント

1. デス・エデュケーションを展開するとき，生きることを肯定的に考える題材として，どのようなものが適切か，音楽，文学，美術，演劇，漫画などから考えてみよう。そしてそれを教える対象の年齢層を設定し，方法や留意点について，具体的にまとめてみよう。
2. いのちの教育という言葉で連想する事柄を挙げ，それについて周囲の人びとと話し合ってみよう。そして，そのやりとりを通して，気がついたことは何かまとめてみよう。
3. 悲嘆教育で取り上げる，死別の悲しみにはどのようなものがあるか，情緒や行動を中心にまとめてみよう。

13 自死遺族・遺児支援

鈴木康明

≪目標&ポイント≫ 大切な人を自死で亡くした遺族・遺児を支えることは社会的な課題である。そこで本章は，まず，我々一人ひとりが，自死遺族・遺児にかかわる際必要と考える，人間の関係性について，個別性について，死に別れがもたらす悲しみについて正確に理解することを目的とする。そして，それらをもとに，自死遺族・遺児の二次的受傷を防ぐために，支援者側が留意すべき事柄について理解することが，第二の目的である。

≪キーワード≫ 自死遺族・遺児，関係存在，個別性，死に別れの悲しみ，配慮的な支援

1. 自死遺族とは

(1) 自死遺族

　我々は一人ぼっちで生まれ，死んでいく孤独な存在だが，生から死に至る道程においては，他者とのつながりに意味を持つ関係性の生き物である。つまり我々は，特定の対象に関心を寄せ，その人の必要性を配慮し，できる限りその人のために役に立ちたいと考え行動する。そして，この過程で育（はぐく）まれる自己肯定感に支えられて生きていくのである。

　そこで，この特定の対象を，時間や空間をともにすることの多い身近な存在としたとき，我々は，その人といつまでも一緒に過ごす，それを当然のこととして疑いもしない。そんななか，ある日その人が，自ら生命を絶ち，いなくなってしまった。この思いもよらぬ死に別れは，残さ

れた人びとに衝撃を与え，彼らはそれ以降自分の意志とは無関係に，自死遺族としての人生を歩むことになったのである。

気がつくと自死遺族となってしまったこのような人びとを，社会の一員として受け入れること，これを社会の成熟さをはかる目安の一つとしたとき，我々はいまだ途上にあるといわざるを得ない。我々の社会が真に豊かなものとなるためには，たとえば第一に，我々一人ひとりが自死遺族について，彼らが置かれている状況について正確に理解することが必要である。その際の要点は，喪失体験とそれがもたらす事象について，これまで我々が抱えてきた思い込みや決めつけ，また因習などにとらわれることなく，目の前の遺族をそのまま受けとめることにある。

（2） 奪われた人びと

自死遺族を含め，そもそも遺族は何を無くしたのだろうか。まず挙げられるのは，何をさておいても大切な人であることは間違いない。しかし，遺族が体験した喪失はそれだけではない。すでに述べたように，我々は他者との関係のなかでこそ生きることができるのであり，それが配偶者，子ども，親，兄弟姉妹，祖父母などのいずれであれ，とにかくその人とともに生き，その人が自分らしく人生を歩むことを切望している。そのためのかかわりこそが喜びであり，生きていく力の源なのである。

だから，かかわりの対象を喪失することは，かかわることのできる生活，つまり人生そのものを無くしてしまうということなのである。遺族は喜びも期待も未来も自信も自慢も喪ってしまった。このように人間としての基盤を根こそぎ奪われてしまった人びと，それが遺族なのではないだろうか。

かてて加えて自死遺族は，そもそも自分は，大切な人が自ら死ぬこと

を考えていたことすら気がつかなかった，その人はどんなにつらかったことだろうとの思いを抱くことがある。それにもかかわらず，自分は今も日々の生活を送っており，そのことに由来する死者への申しわけなさ，後ろめたさだけでなく，何よりも自責の念を強く持つ。

2. 生きにくさを理解する

（1） あらわになる事柄

　身近な人の自死は，遺族から，彼らが人間として生きていく拠り所を奪っただけではない。自死がなければ，知ることも向き合うこともなかったか，仮にそうだとしても，ずっと先送りされたかもしれないいくつもの事柄を露呈させる。

　遺族はこれらあらわになったものへ対応しなければならず，その手間と時間が，遺族の生きにくさを助長することがある。

１）人間と地域の様子と実態

　自死があったとき，それまでお互いに理解しあえていたと思っていた家族や友人など身近な人間が，自分が思いもよらぬ反応をみせることがある。それが，自死に対する偏見に基づく，死者への批判，指弾や，悲しみに対する冷淡，無責任，さらには差別的な態度などであったりすると，ただでさえ混乱している遺族は，さらにその度合いを深めていく。

　人間は一人ひとりが個別的であり，それは喪失の悲しみにおいても同様である。ただし，そうはいっても我々には，近しい人とこそ悲しみを分かちあいたいし，それはできるはずだとの思いがある。ことに，子どもを亡くした親や，親を亡くした子どもたちはそう願い，それがかなわぬ場合，遺族の苦悩はなおのこと深刻化する。

　さらに，遺族がこれまで過ごし，おそらくこれからも生活していくであろう地域も，自死について誹謗中傷や揶揄をしたり，遺族にとり不本

意ともいえる風評を流したりするなど，遺族が想像することのなかった様相をみせることがある．

2) 健康の実態

自死による衝撃は，遺族がもともと抱えてはいたのだが，あえて問題視せず過ごすことのできた精神的，身体的健康上の課題を，刺激することがある．その結果，これまでなんとか付き合えてきたはずのこれらの事柄が，このたびはそうではない様相をみせ，遺族を心身ともに侵襲する．このような場合，医療的支援との連携は不可欠である．

3) 経済に関する問題

算段した結果，これまで致命的な破綻なしに対処できてきた，生活費，学費さらには債務など経済上の課題が，自死により一挙に噴き出すことがある．特に家庭の経済の主な担い手が自死した場合，深刻な事態となりやすく，この場合はまず，福祉的支援などとの連携を考える．

あわせて，鉄道による自死や，自死により住まいがいわゆる瑕疵物件とされたことにより生じる賠償に関する問題もある．また，視点を変えるとそれ以外にも，資産の相続について，生命保険の受取についてなどがあらわになることもあり，これらは福祉的支援と並行し，法的支援による介入，連携を考える．

4) 起きていた事実

過重な勤務や解雇，職場の人間関係など労働上の問題，病院や医師の自死防止義務に関する医療上の問題があらわになることもある．そこでは学校でのいじめ問題も含め，遺族は自死があり初めて起きていた事実に気づく．労災や訴訟，義務違反の立証などは，通常の我々の生活において距離感があることであり，このような場合，遺族への心理的支援はもちろんのこと法の専門家による支援を欠かすことはできない．

5）価値観

　身近な人の自死を体験した結果，それまでに自分が形成してきた人間観，人生観，生命観，死生観，宗教観，倫理観などがあらわにされることがある。思いもよらぬ死に別れは当然のように，たとえば，人間について，生きること死ぬことについて，いのちについて，自分はどのようにとらえて生きてきたのか，否応なしに問いかけてくる。これに抗うことは難しく，気が付くと答えを模索している。だとすると，あらわにされ，対峙し，内省するこの過程は，価値観の事柄に収斂するふりをして，その実，遺族がこれからどのように生きていくのかを問うていると考えてよい。

　そのなかから遺族は，自分は自死した人の分も生ききると決意したり，一方では，人間はどうせ死ぬのだからと生きる意味を見失ったりもする。さらに，自死を念慮することもある。

（2）　関係存在として

　本章の冒頭で述べた通り，我々は関係存在であり，再構築であっても新たなものであっても，まず関係性の保障を念頭に置いた自死遺族支援を考えたい。その際，関係性を二つの視点からとらえることが必要である。一つは死に別れてしまった人との関係性であり，もう一つは，遺族を取り巻く現在の関係性についてである。

　どちらの場合も，それにより遺族の動揺した自尊感情が少しでも安定に向かうことを目的とするが，そこに，未来に向けた時間軸の形成も含めたい。

　自死遺族支援も含め支援活動は，それを必要としている人に優しく親切なものでなければならない。苦悩している人を，支援側の都合でさらに追い詰めてはならない。

3. 自死遺族の支援について

(1) 支援を支える理念

　生きていく過程では特定の対象とのつながりを求める我々だが，存在それ自体は個であるだけでなく，また孤でもある。この人間の個別性と孤独という特徴は，自死があった遺族においてもみることができる。まとめてしまうとそれは，一人ひとり反応が異なるということであり，生じたことの受けとめ方，抱える苦悩の表現の様子，その後の過ごし方に同じものはないということである。

　自死遺族を支援するに際して，遺族とはこのような存在であると理解することは必須である。以下にその理由を整理する。自死遺族は，後述する自責や罪悪感などにより，自尊感情が動揺し，自己評価が従前のものより低くなりがちである。自分を許せない，自分が好きではない，自分など生きていく価値がない，このような状態のままこれからも生きていくのであれば，その人生はあまりにも過酷に過ぎる。だから，自死遺族支援は，まず，この下がり幅を小さくし，少しでも自死があった前に近づけるよう心がけるのである。そのためには，受けとめ方も表現も過ごし方もあなただけのものであってかまわない，何よりそこにあなたが死なずにいることが大切なのであると，存在そのものを認めるかかわりが必要である。自尊感情は他者に認められることで，確かなものとなるのである。

(2) 社会的支援の必要性

　これまで行われていた家族や地域，宗教関係による支援は，それぞれが自分たちの役割を果たしていたが，一方で次のような声もあがっていたのである。「同じように苦しんでいる家族に，これ以上負担をかけた

くないので，自分のことは話さないようにしている」，「私が誰かに悲しみを話すことを配偶者は嫌がっている」，「友人や知人は話を聞いてくれるが，本当は迷惑しているのではないだろうか」，「自分のことを知っている人がいるところでは，なかなか本音を話せない」，「近所の人があれこれ聞いてくるが，自死があったことを知られたくないので黙っている」，「どうしてよいかわからないので相談したところ，あなたがいつまでも泣いていると死んだ人はうかばれないといわれた」などである。つまり，自死についての偏見，差別は変わらずあるなか，我々の価値観や人間関係は変容しているのである。

　また，自死遺族が直面する問題も多様であり，だとすると，自死遺族支援は時代の変化に見合った，自死遺族が願うものを準備することが必要である。『自殺対策基本法』（以下，基本法と記す）には，「自殺者の親族等の支援の充実を図り」（第一条），「自殺対策は，自殺が個人的な問題としてのみ捉えられるべきものではなく，その背景に様々な社会的な要因があることを踏まえ，社会的な取組として実施されなければならない」（第二条）と，遺族支援の充実と，それも含めた自殺対策は社会的に取組むものであると記されている。なお，ここにあげた基本法は2016年4月の改訂版だが，法案自体は2006年に制定され，すでにその時点で今回と同じ内容の記載がある。

　つまり，遺族が，自らが望む支援と出会えるよう，受け皿の充実を，質と量の両面から行うことは我々の社会的責務なのである。ただし，だからといってそれは，これまでのかかわりを否定することではない。たとえば宗教を考えたとき，そこで行われる供養は，死者そのものの慰霊にかかわることから，死に別れた者のその後が気がかりな遺族にとり，安堵感をもたらすことがある。死者がそうなら自分も生きていこうと思う遺族がいるのであれば，宗教側も自らに潜在しているかもしれない，

自死に対する一義的な姿勢を見直すなどして，さらに，遺族の視点にたった支援を行っていくことを目指すのである。

（3） わかちあいの会の活動

　社会的支援の一つに，自死遺族が集うわかちあいの会の活動がある。これは，基本法が制定される以前より一部の民間団体により行われていたが，やはり，2006年以降増加してきたもので，行政と自死遺族と自死遺族の支援活動を行っている団体が協力，連携して運営することが多い。

　活動の多くは，時間と空間の共有感を背景に，参加者同士の情緒的な交流を中心とする。その触れあいを通し，参加者は過酷な体験をしているのは自分だけではないことや，否定的なものも含めて自分の感情を素直に表現してもよいことを実感したりする。また，これからの生き方の参考となる人や考え方と出会ったり，自死に関するさまざまな情報を収集することもある。

　会における参加者は対等な関係にあり，ことさら専門家による介入を中心としない。そして，さまざまな発言に対して，参加者同士が批判や評価，解釈をせずに聞くことを大切にする。当然，自分の考えや主張を押しつけたり，指図したりすることも控える。何よりも，自分の話したい事柄を気兼ねなく話すことが中心である。また，自分が話すだけでなく，人の話も聞くようにすること，そこで話された内容をほかで漏らさないことも会の決まり事である。

　参加する一人ひとりが，他者に見守られ，大事にされ，認められる体験を重ねること，それにより，動揺し低下した自尊感情が上向いていくことがねらいである。

(4) 社会的支援のこれから

　2016年4月に国は『自殺総合対策推進センター』(以下，推進センターと記す)を発足させた。この推進センターは，前述の基本法の基本理念を実現していくための活動を行うが，その一つに，『自殺未遂者・遺族支援等推進室』がある。この目的は，自死遺族の「個別の複雑な背景を十分に理解した上で，多様な側面から支援し，心理的影響を緩和すること」(推進センターのHPより)であり，このように基本法の制定，改訂，推進センターの設置と，自死遺族支援の枠組みは整いつつある。

　ここにある，個別の複雑な背景と多様な側面からの支援の必要性については，第1節の2.(1)あらわになる事柄ですでに述べたが，重ねてまとめると，血縁，地縁，宗教などで支えることができる自死遺族がいる一方，専門職や機関による組織的支援を必要とする自死遺族もいるということである。

　この担当する専門職もしくは人材について『自死遺族を支えるために―相談担当者のための指針』(国立精神・神経医療研究センター精神保健研究所　自殺予防総合対策センター，2009年1月)は，保健所および精神保健福祉センター職員，行政職員，民間の支援団体だけでなく，教員，職場の健康管理者，民生委員・児童委員，医師，看護師，福祉士，臨床心理技術者，弁護士，司法書士さらには，警察，消防，宗教関係者，葬祭業者を考えており，これらの役割の整備，つまり，それぞれのできることとできないことを明らかにする，その育成方法を考える，組織的対応であればそれらの統括機能と連携について検討するなどが焦眉の急の課題である。

4. 心理的影響

(1) 死別の悲しみ

　自死に限らず，人を喪う悲しみは，その耐性の様子も含めて，他者にとってはわかりづらいものである。そのため，支援する側が，主観，つまり自分の尺度で遺族の悲しみをはかることがある。「今でも悲しいというけれど，5年もたったのだから，そんなに悲しいわけがない」，「話をするとすぐ涙ぐむが，おおげさなのではないか」など，自らの経験や慣習をもとに，遺族の悲しみを決めつけるのである。これは，遺族の悲しみが長引けば長引くほど露骨になり，差別的対応に結びつくこともある（図13-1参照）。

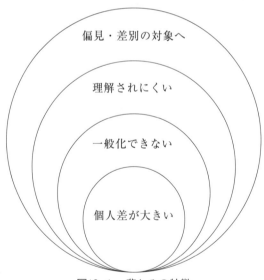

図13-1　悲しみの特徴

(2) 自死遺族の悲しみ

　推進センターが掲げた自死遺族の支援の目的のなかに，心理的影響を和らげることでその後の人生を支えるというものがある。そのためには，自死がもたらす心理的影響は，多様な反応の総和であるということを理解しなければならない。自死による死に別れで遺族は，身体的にも悲しむのである。また行動や思考も変化し，加えて，遺族を取り巻く周囲も以前と異なることがある（図13-2 参照）。

1）情緒面

　「私は，死んだ者が，自分で死ぬことを選ぶほど追い詰められていたことに気が付いてあげられなかった」，「私がしっかりしていれば自死しなかったかもしれない」，「もしかすると私が原因なのかもしれない」などの自責の念と罪悪感が代表的な反応である。これは，「助けてあげることのできなかった私とはいったい何者なのか，こんな私は生きていてよいのだろうか」につながることもあり，自死遺族支援においてかかわる側がことさら留意しなければならない事柄である。

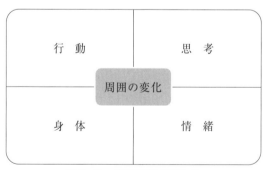

図13-2　自死遺族の悲しみ

〔出典：ウォーデン, J. W.（鳴澤實・監訳）『グリーフカウンセリング』川島書店．1993. p. 28-38 を参考に鈴木が作成〕

2）身体面
　疲労感，倦怠感や不眠，食欲不振などが代表的である。頭重感や息切れ，筋力の衰退なども含め，日々の生活に支障をきたすことがある。医療における診断では，機能的な問題はみつからず，そのことがさらに遺族を苦しめる。

3）行動面
　ぼんやりする，引きこもる，何もしないなどと，そわそわ落ち着かない，衝動的，八つ当たりする，むやみやたら行動するなどに大別できる。どちらか一方に偏ったり，両者をいったりきたりするなど，さまざまである。

4）思考面
　呆然自失する，集中できない，注意力が散漫で考えがまとまらない，決められない，自分に起きたことと思えないだけでなく，生きていくことや人生の意味がわからなくなる。気がつくと故人や死について考えていることも多い。

5）周囲の変化
　周囲の変化も遺族の悲しみを倍加することがある。遺族を特別扱いする，はれ物に触るような対応をする，よそよそしくする，話しかけない，一緒に行動しない，憐れむ，気の毒がる，過剰に気を遣うなどがある。

　以上の1）から5）で挙げたものは，個人差があり，すべてがまんべんなくあらわれるということではないこと，あらわれる場合の頻度，程度もそれぞれであるとの理解が前提だが，自死による悲しみは，このように人間存在の全体にまたがって，遺族を苦しめるものであるということを確認しておきたい。

（3） 自死遺児について
1）悲しみの傾向

　自死遺児の社会的支援は，成人と比べると途上であり，そもそも，死に別れによる心理的影響がつかめていないのである。遺児の悲しみの様子はわかりにくく基本的には，成人遺族と同じであると考えるが，いくつか自死遺児の支援で理解しておくことが必要なものを挙げる。

　成人の特質として自責，罪悪感と後悔を挙げたが，遺児の場合は，恐怖と不安が加わるのではないだろうか。一人でいることや暗闇が怖くてびくびくしている。自分の身体が変調気味なこと，怖い夢をみること，また，家族の帰りが遅くなることも怖く，その人もどこかで死んでしまったのではないか，自分はまた捨てられてしまったのか，さらには，自分もいつか自死してしまうのかなど，日々の生活の随所に不安が存在しているのかもしれない。

　ほかには，甘える，大人を独り占めしたりするなど，精神年齢を下げる退行や，暴力をふるう，怒鳴るなどの攻撃的反応をする場合がある。さらに，遺児なりに大人を労る（いたわ）ために嘘をつくことや，気を引くために思わせぶりなことをすることもあるが，かかわる側は，目の前の反応だけでなく，それを生じさせた遺児の内面に関心を寄せていく。特に学校は，遺児と多くの時間を共有する教師を中心に，集団のなかで特別視することなく，しかし丁寧に見守る姿勢で臨むことが必要である。

2）保障について

　自死遺児の社会的支援において大切なことは，遺児の表現を大人の場合以上保障することである。それは言語的なものに限らない。絵や作文，遊びなど子どもが親しんでいるものを通し，抱えている自責，罪悪感，恐怖，不安などを表出することで，それらの解消は困難であったとしても，少しでも，軽減や緩和をはかるのである。そのためには，遺児

が周囲を気にせず，ためらわずに表現できる環境，つまり，遺児が自由と安全を実感できる人材と空間，さらには方法が必要である。

　また，怒りや憎悪，敵意などを持ったとき，身近な大人たちから，そのような感情はいけない，表現してもいけないと伝えられていることがある。そのため，このようなことを感じること自体に後ろめたさを覚え，そんな自分を嫌悪するなど，自尊感情を低下させたりする。遺児は大切な存在を失ったことで，すでに自尊感情は動揺している。その後のかかわりで，さらに傷つくことのないよう，周囲は最大の配慮をすることが必要である。

3）検討課題

　まず，自死があったことを遺児が知らされていない場合，いつ，誰が，どのように伝えるかは，遺児の性格的傾向や家族の状況，学校，地域も含む支援体制の様子などにより一様ではない。そこで，遺児とのかかわりのなかで，その子の発達段階を考慮しながら，遺児が信頼を寄せる安心できる人は誰か，わかりやすい方法は何かを，遺児とともに模索するなかで，創り上げていくのである。子どもは，身近な大人が自分に嘘をつくとは思っていないし，自分の疑問には逃げずに答えてくれるものととらえている。ただ，自分への対応で苦慮していると思われる大人には，配慮や労りの態度をとることもある。伝えるにあたって，子どものこれらの心情を傷つけることのないよう，真摯かつ誠実に対応しなければならない。

　また，自死があったことを隠すよう指示されている場合，周囲に悟られないよう，もし聞かれたらこう答えようと，秘密を抱えながら緊張のなかで過ごしている。この強制された沈黙がもたらす緊張感の緩和も，自死遺児支援の課題であり，なによりも丁寧な個別的対応を心がけていきたい。

5. 配慮的支援を目指して

（1） 心がけること

　推進センターが掲げる自死遺族支援の目的，「個別の複雑な背景を十分に理解した上で，多様な側面から支援し，心理的影響を緩和すること」をもとに，自死遺族支援についていくつか確認しておく。

　まず，かかわる人材についてである。国や地方公共団体は目的遂行のための旗振り役であり，実際に遺族と出会い，支援活動を担うのは個々の人間である。人間との思いもよらぬ死に別れで苦しむ遺族は，支援者という新たな人間との出会いとそこでの人間関係の形成を通し，その後の人生をどう生きるか模索する。その遺族を支援する人間とは，どのような人材であることが望ましいのだろうか。

　まず，考えなければならないことは，自死遺族は，そもそも自死があったことで苦悩しており，それを，支援する側の要因で，さらに追い詰めるようなことがあってはならないという点についてである。このようなさらなる苦悩を支援する側により引きおこされる二次的受傷を避けるためには，支援者が自死についての認知的理解を正確に行うことが必要である。「個別の複雑な背景」，「多様な側面からの支援」は「自死によりあらわになる事柄」（本章2節）などを，「心理的影響」は，「死に別れがもたらす悲しみ」（本章4節）などを参考に，統計的事柄も含め，常に知見を変改していく。偏見や差別は，事柄に対する不正確な理解から始まるということを忘れてはならないのである。

　それとあわせて，支援する側の人間性についても考えておきたい。ただし，これはたとえば，高潔で清廉であることが望ましいなどという意味ではない。ここでの人間性とは，支援者がいかに自分の持っている課題や問題性に気づき，それに向き合う努力をしているかということなの

である。自死遺族との対応のなかでは，支援する側の，過去の喪失体験や，今抱えている個人的問題を中心に，どのような人間に評価が甘くなるか，また厳しいのかなど人間関係における癖，苦手な人間や話題，感情的になりやすい話題などが刺激されることがある。そのような場合，自らを内省的に振り返り，課題，問題性の整理を心がけておくことで，多少なりとも相手に巻き込まれる度合いを下げることが可能となる。揺れの少ない，公正で公平な支援者を目指すのであればこれは必定の事柄である。自死遺族には，何より落ち着き，穏やかで，肩ひじ張らない自然な支援者が必要なのであり，何もそれはカリスマ的な存在でなくてかまわない。

（2） 配慮的人間関係のために

　支援者が目指すべきは配慮的人間関係の形成である。くり返すがそのためには，個人差，独自性を尊重することである。自死遺族は一人ひとり抱えている課題や，それへの対応の様子などは異なるのであり，その異質性こそを大切にする。そのうえで，今，ここに，存在していること自体が尊いということを実感してもらうために，発言の評価や解釈を行わないし，物語も作らない。

　自死遺族支援活動の主体は遺族であり，支援者は同じ人間として，傍らからかかわっているということを忘れてはならない。あわせて，遺族側にもその実感を持って理解してもらいたいのだが，それには，支援側が相手の反応を先回りしたり，焦らせたりすることなく，その人に合わせた対応をしていくことが必要である。

　自死遺族は，他者に大切に見守られているという実感があって初めて，自ら動き出せるのであって，支援者による信頼感と連帯感の形成が課題である。

最後に。自死遺族は多くの場合，死に別れによる悲しみがなくなることを望んでいるわけでない。そうではなく，大切な存在の自死がもたらした悲しみを生涯抱えて生きていきたいのである。だとすると支援者は，遺族がいかにその悲しみと付き合いつつ，その後の人生を過ごしていくか，そこにかかわるのであり，配慮的な人間関係はそれを目指すのである。

参考文献

ダギーセンター　全米遺児遺族のためのグリーフサポートセンター（栄田千春・岩本喜久子・中島幸子訳）『大切な人を亡くした子どもたちを支える35の方法』（梨の木舎　2005）
清水新二・編『封印された死と自死遺族の社会的支援』（至文堂　2009）
自死遺児編集委員会・あしなが育英会・編『自殺って言えなかった』（サンマーク出版　2005）
鈴木康明『グリーフ・カウンセリング』山崎久美子・編『臨床心理クライエント研究セミナー』pp. 202-210（至文堂　2007）
高橋祥友『自殺，そして残された人びと』（新興医学出版社　2003）
若林一美『死別の悲しみを超えて』（岩波現代文庫　2000）

1. 自分のせいで大切な人が自死してしまったと，自らを責める自死遺族に，あなたなら言葉がけや態度など，どのようなかかわりをするか考えてみよう。
2. 詩や作文，お絵描き，粘土，ぬいぐるみ，ボール投げなどさまざまな遊びを通して自死遺児とかかわる時，あなたならどのような点に配慮するか考えてみよう。

14 | 戦争と死,喪失

鈴木康明

≪目標&ポイント≫ 世界の各地で今も止むことのない戦争は,大規模な人為的暴力の典型であり,はかり知れないほど多くのいのちと,その他の身体的,精神的な喪失をもたらす。アウシュヴィッツに象徴されるホロコーストという出来事を軸に,暗闇から学ぶ意味,人間の善意と品位に寄せる期待について考える。
≪キーワード≫ 人為的暴力,いのちの共生,選別,ホロコースト,アウシュヴィッツ・ビルケナウナチスドイツの絶滅強制収容所

---

1. 戦争による死

(1) 死の区分

　死生学は,死にまつわる事柄に焦点を当て,その探求を通して,人間の死と生を見つめ直すことを学問的な課題とする。その対象となる死は,生じる理由や死にゆく過程などさまざまであり,その一つひとつが,我々が思索を深めるための豊かな内容を持っている。そこで初めに,死を二つの視点から区分しつつ,本章の主題である戦争による死について整理することにする。
　まず死を,事前に予測することが可能なものかどうかという視点から考えたとき,末期の悪性新生物(悪性腫瘍)や致死的疾患など病気によるもの,障害,高齢によるものは,不充分ではあるがある程度死を知ることができる。ただし,死にゆく人がそのことをわかっている,知って

いるかどうかということは別の問題であり，そのことについてここでは触れない。それに対し，死ぬことがまったく想定できないものとして，事故や犯罪など事件によるもの，自然災害，突然死，さらには自死などがある。

　それでは戦争による死は，この区分にあてはめるとどうなるだろうか。結論として，己の主義を武力を用いて他に主張する，すなわち戦いそして殺戮(さつりく)を前提とするところから，死の予測，想定は可能であると考えるが，前述のグループのなかでは突出して異色である。

　理由は戦争による死とは，我々が努力すれば防ぐことができる，避けることができるものであるからである。この防げるか否かを，死を区分する第二の視点とするのだが，もちろん，生命体である人間にとり死は必然であり，我々は，何をどうしても死ぬ存在であることは自然の理である。その点から考えれば，すべての死は防ぐことも避けることもできないものとなるが，ここで確認しておきたいことは，そういうことではない。つまり，末期がんや致死的疾患の場合のように，我々の生きようとする意志とは無関係に生じるものとは異なり，戦争による死は，我々が戦争をするから生じるのであって，しなければ生じないのである。

　防ぐことも避けることもできる死，そのためには，ひとえに我々の不戦と生命尊重の精神が必須となる，そのような死である。

（2）　いのちの共生

　臨床心理学を専門とする筆者は，遺族支援，喪失，悲しみをキーワードに研究と社会活動を行っており，それとあわせて，そこから得られた知見も活用したデス・エデュケーションを実践している。そこでは，死と生の事柄の学びを通し，生きることを肯定的にとらえるよう努力することを学習課題としている。その際，他者との関係性，つながりの必要

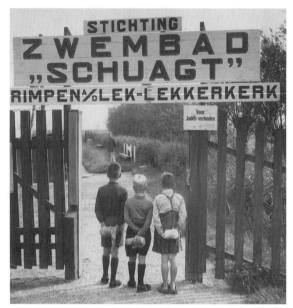

図14-1　ユダヤ人立ち入り禁止―水着を手に立ちすくむ子どもたち―
　　　　（オランダ国立戦時資料研究所蔵）

性への理解が要点と考え，それを意味するものとして「いのち」という言葉を使い，生物学的な「生命」と分ける。このいのちは，家族など身近な存在についてだけでない。それを基盤に人類全体を対象に地球規模でとらえることが必要なのである。そのため，その形成を阻害する物事や人間に対する先入観，ステレオタイプ，さらには偏見からの解放についても考えることが必要である。

　このように筆者のデス・エデュケーションは，いのちの共生を，枠組みの一つに据えている。

(3) デス・エデュケーションと戦争

　いのちの共生の必要性と課題を理解するにあたり，最初の糸口となるものは，人間存在の個別性，独自性，異質性についての気づきである。演習や話し合い，また，集団コラージュ作成などのグループワークを通し，集団を構成する一人ひとりは別人格であり，それぞれが自らの価値観を有していること，それに優劣はないこと，ただし，生命や犯罪に関しては共有すべき事柄を持つことなどを，実感を伴って学ぶ。そして，このような体験的な学習を通して得られた気づきをもとに，異質性に対する一方的な反応としてのヘイトスピーチや具体的行動としてのヘイトクライムについて考える。この一連のまとめが，戦争がもたらす死であり，そのなかから，いのちの共生への圧倒的な破壊行為として，特定の民族集団に対する虐殺について考える。

　現代は，二つの世界大戦を基盤に成立した戦後社会であり，大量虐殺の事柄も含め，そのとき何が起き，その後どうなったかなどの理解を落としてはならない。特に，次につながる世代にとり，歴史の流れを理解することなしに，新たな時代，世界を形成することは難しい。彼らが，過去の事実を知らない，知らされていないということで，再び，生命といのちが脅かされることのないよう，また，脅かすこともないよう，気がついた者が，それぞれの領域でできることをしなければならないと考える。

　ただし，筆者は歴史学を専門とするわけではなく，あくまでもいのちの共生の視点から，戦争がもたらす被害に着目しているのであって，戦争に至る政治的，経済的経緯などは学習者の自覚に委ねている。しかし，ここに一つ考えなければならない課題がある。それは，学習者である大学生の，歴史に関する知見の幅が大きく，ことに，第二次世界大戦に関する知識の質と量にばらつきがみられることである。この大学生の教養

の在り方については，別なところで論じる必要がある。

2. アウシュヴィッツの「遠さ」

(1) アジアでの戦い

　筆者は，戦争により破壊されたいのちの共生の主題を，第二次世界大戦に関して，次の二つの側面から考えてみる。一つは，我々自身の生命といのちが脅かされた点に比重をかけるもので，そこでは，学童疎開，東京大空襲，沖縄戦，広島・長崎への原爆投下を取り上げる。もう一つは，我々が他者（他国）の生命といのちを脅かしたもので，これまで学んできた異質性，偏見，差別の事柄と関連付けて，中国やフィリピン，シンガポールなどの東南アジア，併合した台湾，朝鮮半島における事柄を取り上げる。この一連の集大成が，現代日本人学生にとり，未知かもしくは距離感のある事柄としてのアウシュヴィッツである。

(2) アウシュヴィッツについて

　1979年ユネスコ世界遺産委員会は，占領された当時のドイツ語名を用い，ここを，「アウシュヴィッツ強制収容所」として登録した。その後，この名称だといろいろ誤解を招きやすいというポーランド側からの要請を受け，2007年，「アウシュヴィッツ・ビルケナウ　ナチス・ドイツの強制絶滅収容所（1940年-1945年）」（本稿では以下，アウシュヴィッツ強制絶滅収容所と記す）と変更

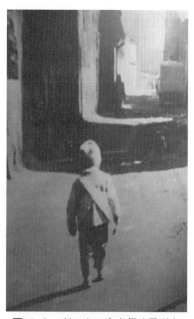

図14-2　ゲットー内を行く子ども

した。現在，それの維持，管理は，ポーランド国立アウシュヴィッツ・ビルケナウ博物館が行っている。

なお，ナチス・ドイツは国内はもとより，占領したヨーロッパの各所に収容所を設けており，その入り口に，「ARBEIT MACHT FREI 働けば自由になれる」というスローガンの書かれたプレートを掲げるが，アウシュヴィッツ強制絶滅収容所にあったものは，2009年盗まれ，後に切断した形で発見された。

アウシュヴィッツ強制収容所[1] の歴史

　アウシュヴィッツは，人類にとって，暴力的抑圧，虐殺，ホロコーストの象徴となった。アウシュヴィッツ強制収容所は，第二次世界大戦中，ポーランドの他の地域同様にドイツ軍によって占領されていたオシフィエンチム町の郊外に，1940年，ヒトラーのナチス・ドイツによって作られた。オシフィエンチムの町の名は，アウシュヴィッツと変えられ，同時にこれが強制収容所の名前となる。

　数年のうちに収容所は拡張され，第一アウシュヴィッツ強制収容所，第二アウシュヴィッツ・ビルケナウ強制収容所，第三アウシュヴィッツ・モノヴィッツ強制収容所という三つの大規模施設と，四十を越す小規模収容所から構成されるに至った。開設当初は，ポーランド人が収監され，犠牲となった。その後，ソビエト軍捕虜や，ジプシー[2] や，その他の民族の囚人も収容されるようになる。そして1942年からは，アウシュヴィッツ強制収容所は，ヒトラーのユダヤ民族抹殺計画によって，ヨーロッパ在住ユダヤ人に対して犯された，人類史上最大の大量殺戮（さつりく）の場所となった。アウシュヴィッツ強制収容所に送り込まれたユダヤ人は，男も女も子どもも，その多くが到着するとそのまま，ビルケナウ強制収容所の死のガス室送りとなった。

　占領下に置かれたヨーロッパのあらゆる国から送られてきたユダヤ人は少なくとも110万人，政治犯を中心とするポーランド人15万人弱，ヨ

ーロッパ数ヵ国からのジプシー[2] 約2万3千人，ソビエト軍捕虜1万5千人強，その他の民族数千人が，アウシュヴィッツ・ビルケナウ強制収容所送りになったとみられている[3]。そしてそのほとんどが収容所で犠牲となった。

筆者注
1）原文のまま。2）ロマのこと。3）現在は，全体で130万人から150万人が連行され，そのうちの約90％が死亡したとの見解が一般的。
Maria Momot（岩田美保訳）『アウシュヴィッツ ビルケナウ 記憶の場博物館』（Wydawnictwo Krokus 2007 p. 3）

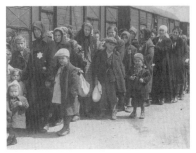 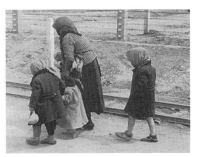

図14-3　到着したユダヤ人　　図14-4　選別されガス室へ向かう

（3）学生との距離

このアウシュヴィッツ強制絶滅収容所は，学生たちから，ただ物理的に遠いだけではない。彼らはナチス・ドイツがユダヤ人をはじめ，ポーランド人など占領した地域の人びととの殺戮に至る経緯も，実際にそこで起きた事実もあいまいに理解しているか，もしくは知らないため，認知的にも心理的にも距離感を持っている。また，情報の断片のみが伝わり，それをもってすべての了解が完了したと思い込んでいる場合，そこは気味が悪く何かが憑いてくる所など，死者に対する冒瀆ともいえる反応をしていることもある。筆者はこれらも含めて，アウシュヴィッツ強制絶

滅収容所は学生にとり実に遠い所であるととらえている。

（4） 経験と想像

　このような状況をふまえたとき，それではなぜ，学習主題として取り上げるのかとの意見が出るのは当然である。しかしそれは逆である。学ぶ側とアウシュヴィッツ強制絶滅収容所との間に果てしない距離があるからこそ，いのちの共生を学ぶに際して最適なのである。以下にこの「だからこそ学習」が必要な理由をまとめる。

　我々は，何か結論を出すにしても，推測，予測をするにしても，とかく自分の経験を重視する。これはごく自然な反応であり，日常生活において，そのことになんの問題もない。ただし，この経験重視に関して留意しなければならないことがある。それはたとえば，対人援助場面を考えたとき，援助する側が援助を必要としている者に，「あなたに起きたことは私もかつて経験した。だから私はあなたの困難や苦悩はよくわかる」と伝えたとしたらどうなるだろうか。もちろん，支援する側に悪意など微塵もなく，ただただ困っている人の役に立ちたい，この一心で発したものである。しかし，そうだとしても，これは危うさ脆さを内在する発言である。なぜなら，経験しているからわかるということは，経験していないことはわからないと，表明していることと同じであり，そのことに援助する側が気がついていないからである。

　いうまでもなく，個々の人間の経験には限りがあり，だとすると，この経験重視の発想では，援助の質も量も限られてしまうのではないだろうか。また，そもそも人間は，他者の内的世界，たとえば悲しみも苦しみもわからないのであって，対人援助において必要なことは，たとえ経験していない，よくわからない事柄であったとして，だからこそ，わかろうと努力することなのである。

(5) 歴史を継承する

　これは，対人援助場面だけのことではなく，歴史の継承においても同様であると考える。過去に起きた，遠く離れたヨーロッパでの出来事を，現代のアジアで生活する学生が理解しようと努力する。そのためには，なぜそうなったのだろうか，もし自分であったらどうだったのだろうかと，想像的に理解していくこと以外に手立てはない。この想像する力が，歴史を継承する際の一つの有力なツールとなる。

　もちろん，当事者が語り伝える歴史に大いなる意味があることは当然であり，筆者はそれを大いに肯定する。そのうえで，歴史における当事者は，時間の経過とともに，いずれはいなくなるのであって，その後継の必要性を考えるのである。起きた事実を事実として継承する，そしてそれを次につなげる存在は必要であり，そのための教育として，はるかアウシュヴィッツ強制絶滅収容所は，我々に大きな課題を提供する象徴的な存在である。ちなみにアウシュヴィッツ・ビルケナウ博物館は，収容所の案内を担う役割を，近年は教育係（ガイド）という名称を使用するようになり，そのなかには若者も散見するのである。

3．当時のドイツから学ぶ

(1) 勇気

　ナチス・ドイツは，ユダヤ人らの大量虐殺の前に，ドイツ国民に対して，ある殺戮政策を展開している。

> 気の毒な人たち，病気の人たち，私のためになにも作ることはできない人たち。ですがこの人たちは，それだからといって生きる権利を失ったのでしょうか？あなたたちも私も，なにかを作り出すことができる間だけ，他の人たちから生産的な人間と認められる間だ

け，生きる権利があるのでしょうか？
　　　　　　　　　（略）
　もし一度，人が「非生産的な」同胞を殺害する権利があると認めるならば，そしてそれをまず第一に，気の毒な，抵抗することのできない精神疾患患者に適応するならば，それは根本的には，すべての，なにかを作り出すことのできない人たち，つまり不治の病人，労働が出来ない身体障害者，労働および戦傷廃疾者の殺害です。そうなると私たちのだれも，高齢・老衰で「非生産的」になったとき，自由に殺害されることになります。（泉彪之助『精神疾患患者・遺伝性疾患患者に対するナチスの「安楽死」作戦とミュンスター司教フォン・ガーレン』日本医史学雑誌第49巻第2号，2003，p. 313）

　1941年8月，キリスト教カトリックの司教アウグスト・クレメンス・フォン・ガーレンは，日曜ミサの席上で上記の内容の説教を行い，公然とナチス・ドイツの政策を批判した。その政策とは障害者・児（以下，障害者と記す）の安楽死である。
　この障害者殺しは，前史としての1933年に始まる遺伝疾患を持つ子孫を避けるための断種法を経て，1940年1月，T4（作戦が決定した場所の地番）作戦として始まった。ナチス・ドイツは障害者を，自分たち優秀なアーリア人（ドイツ人）の遺伝的純粋性を脅かす，無用な存在であり，生きる価値はないと見なしたのである。具体的に殺戮の対象となったのは，知的障害者，身体障害者，精神障害者などである。殺戮の背景には，障害者の養護は経費がかかる割に，効果（成果）がみられないという経済的な理由もあるが，いずれにしても，あまりにも一方的，短絡的，そして幼稚な主張であって，いのちの共生にとり，最も遠いものである。

このような主義主張を持つヒトラー，ナチス・ドイツという巨大権力を相手に，一歩も引くことのないフォン・ガーレンの考えは，やがてドイツ国中に拡散するようになり，ナチス・ドイツが障害者の殺戮政策を撤回する大きな要因となった。

（2） 傍観について

では，前述したユダヤ人がアウシュヴィッツ強制絶滅収容所に代表される施設に移送され，そこで殺戮されるということについて，ドイツ国内ではどのような動きがあったのだろうか。一般のドイツ国民が，どの程度このことを知っていたかについては，筆者は寡聞にしてわからない。そこで，当時のドイツの状況について，以下を参考に考えたい。

どうしてナチに反対したのですか？私のこの質問にたいして牧師は笑いながら答えた。
「どうしてあんなに遅くなって反対しはじめたのか，自分でも分からないくらいです。ナチがユダヤ人を迫害しはじめたとき，私は自分がユダヤ人ではないという理由で反対しなかった。ナチが共産主義者を逮捕しはじめたときも，私は共産主義者ではないので動かなかった。彼らが社会主義者を投獄しはじめたとき，自分は社会主義者ではないので何も言わなかった。彼らがカトリック教徒を探しはじめたとき，カトリックではない私は抗議しなかった。彼らが私を逮捕しようとしたとき，もう誰ひとり抗議の声をあげなかった」
（マレク・アルテール著（幸田礼雅訳）「救出者　なぜユダヤ人を助けたか」（NHK出版　1997，pp. 92-93）

著者のアルテールがインタビューしている相手は，ドイツのキリスト

教ルター派の牧師，マルティン・ニーメラーである。ここには，傍観者的な態度，つまり，自分には関係がないと見て見ぬふりをすればするほど，権力を掌握している側は，支持されていると解釈してしまい，さらに輪をかけて，意のままに振る舞っていくさまが語られている。ニーメラーはその結果，いざ自分がとなったときには，すべてが手遅れであったという。

多くのドイツ人にとり，ユダヤ人にかかわることがそのまま，自らの生命の危機につながる状況であれば，当然のこととして，ユダヤ人問題に関して無関心か，無関心を装わざるを得ないであろう。ただし少数ながらも，潜伏したユダヤ人をドイツ人が連携して戦争終結まで匿(かくま)った例や，ユダヤ人を配偶者に持つドイツ人妻が，逮捕された夫の奪還を求めて抗議行動を起こしたということもある。圧倒的多数が沈黙をするなかでの，このような行動をどうとらえたらよいか，無関心，傍観の事柄とあわせ人間の善意と勇気についても記憶にとどめ，考え続けていかなければならない。

なお，前述のニーメラーの発言は彼の詩「彼らが最初共産主義者を攻撃したとき」として世に流布しているが，ニーメラー自身，そもそも，取り上げる事柄やその順番に関して，複数の言い回しをしており，厳密な意味でのオリジナルは存在しない。

4．最後に

アウシュヴィッツ強制絶滅収容所は，起きた事実の悲惨さゆえに，深く我々に，いのちの共生について考えさせる。共生の対極ともいえる，一方的な価値観をもとに選別を徹底的に行うことで，戦争という人為的暴力が，いかに残酷，残虐なものであるか，徹頭徹尾冷酷そして無慈悲なものであるかということを教えるのである。

自分たちと異なるということへの敵意と憎悪．そもそも，人間は一人ひとりが異質な存在であるにもかかわらず，それを忘れ，特定の集団をやり玉にあげる，その愚かさについても教える．

　ただ，この巨大悪に対する抵抗が，まったくなかったわけではない．たとえば文中に挙げた例だけではなくナチス・ドイツに占領されたデンマークは，国を挙げてユダヤ人を中立国スウェーデンに逃がしたし，アンネ・フランクはオランダ市民に支えられたなど，いくつもの善意と勇気の事実が伝わっている．

　世界は，アウシュヴィッツに集約された事実を，現在に至るもなお払拭できずにいる．我々はそのことへの憤りと情けなさを抱えつつ，当時，たとえ全体がそうであっても，苦悩する者への救済への責任感と，迫害，殺戮という不条理に対する怒りから，大勢に抗(あらが)うこともおそれなかった人びとがいたことを記憶にとどめておかなければならない．このような人びとは，人間とは文化や宗教，経済，能力，性別，さらには病気や障害の有無などで区別することには意味がないということに気づいている，品位の持ち主でもあったのである．

　彼らとはいかなる人間であったのだろうか．彼らがいる限り，地球規模でのいのちの共生は単なる題目で終わることはないはずであり，その存在についてさらに思索を深める必要を考える．

　最後に．ナチス・ドイツはソビエト軍の接近により，アウシュヴィッツ強制絶滅収容所を破壊し撤退することを決める．その逃避行に，それまでかろうじて生存していた収容者を巻き添えにする．以下は，それに同行させられた当時10歳の少年の記録である．彼は徒歩での行進の後，貨車に乗せられた．

　　僕も，あと一日か二日のうちに死んで貨車から投げ捨てられるだろ

第14章　戦争と死，喪失　　249

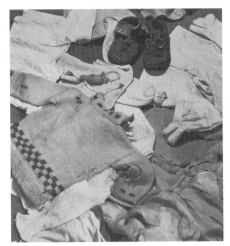

図14-5　残された子どもの靴と服

うと思い始めたころ，奇蹟が起こった。列車が，何度も止まりながらチェコスロバキアをゆっくりと進むうちに，線路の上にかかる橋の上に大人や子供たちが立っているのが見えるようになった。彼らは僕たちに手を振って，大きな声で何かを言い，それから，パンがいくつも貨車に落ちてきた。一回目にマイケルがパンをひとかたまり捕り，それを僕に持っているように言ってから，ヤネックと二人で次の橋に備えた。僕は，脚の下にそのパンをおいた。ところが，二人が戻ってきたとき，パンはなかった。僕は感覚が麻痺していて気がつかなかったのだが，だれかが僕の足の下からうまく盗み取っていったのだ。でも，チェコ人たちはずっと橋の上からパンを投げていたから，やがて僕たちはパンをいくつか手にした。もしもチェコのパンがなかったら，僕たちは生き延びなかっただろう。このすばらしい行動を彼らがどうやって起こしたのか今でもわからないのだが，生きているかぎり，まるで天からの贈り物のようにパンをく

れたあの天使たち——僕には天使に思われた——のことを決して忘れないだろう。(トーマス・バーゲンソール著 (池田礼子・渋谷節子訳)『幸せな子 アウシュヴィッツを一人で生き抜いた少年』(朝日新聞社 2008, p. 117)

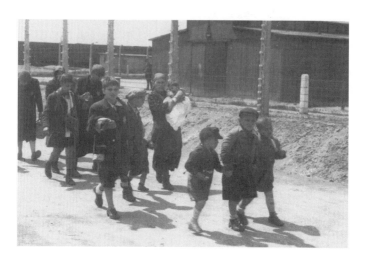

参考文献

アウシュビッツ・ビルケナウ博物館編『アウシュビッツ・ビルケナウ　その歴史と今』(アウシュビッツ・ビルケナウ博物館　2016)
クロード・ランズマン (高橋武智訳)『SHOAH ショアー』(作品社　1995)
デボラ・ドワーク (芝健介監修, 甲斐明子訳)『星をつけた子供たち　ナチ支配下のユダヤの子供たち』(創元社　1999)
グードルン・パウゼヴァング (高田ゆみ子訳)『そこに僕らは居合わせた　語り伝える, ナチス・ドイツの記憶』(みすず書房　2012)
藤原帰一『戦争を記憶する　広島・ホロコーストと現在』(講談社現代新書　2001)
ジョルジュ・ベンスサン (吉田恒雄訳)『ショアーの歴史　ユダヤ民族排斥の計画

と実行』(白水社　2013)

マイケル・ベーレンバウム (芝健介監修, 石川順子・高橋宏訳)『ホロコースト全史』(創元社　1996)

中谷剛『アウシュヴィッツ博物館案内』(凱風社　2012)

佐貫浩『平和的生存権のための教育　暴力と戦争の空間から平和の空間へ』(教育資料出版会　2010)

ティル・バスティアン (石田勇治・星乃治彦・芝野由和編訳)『アウシュヴィッツと＜アウシュヴィッツの嘘＞』(白水ブックス　2005)

1. ユネスコの世界遺産のうち, 戦争に関係すると考えるものをリストアップし, それぞれその由来と経過についてまとめ, そのうえで登録の理由を考えてみよう。
2. 今あなたが「死生学のフィールド」を学んでいるこの時間, 世界ではいかなる戦争, 紛争が起きているか, さまざまな情報をもとにまとめてみよう。そして, そこで子どもたちはどのような体験をしているのかについて, 考えてみよう。

・図14-1 ⓒNational Archief/Collection
　　　　Spaarnestad/J. van Rhijn
　　　　Rights arranged through Japan UNI Agency, Inc. Tokyo

15 | 死生学とコミュニティ

山崎浩司

≪目標&ポイント≫ 死生学のフィールドとして、私たちが日常生活を送るコミュニティについて考える。特に、大切な人を喪(うしな)うといった体験をしたときに、死別体験者が社会的に孤立してしまわないようなコミュニティをいかに構築できるのかを、日本における具体的な取組み事例も交えて考察する。また、そうしたコミュニティの構築を促すものとして、共感都市の考え方が重要であることを確認する。最後に、コミュニティにおける社会的孤立の予防をめざす「社会死生学」について簡潔に展望する。

≪キーワード≫ 死別体験、コミュニティ、協働、共感都市、社会死生学

1. 死別体験とコミュニティ

(1) 死別体験のとらえ方と支援の現状

　死別体験者の喪失や悲しみをあくまでも私的なものととらえ、自助努力や個別対応を基本とするのか、それとも、それらを社会全体に影響を及ぼすものととらえ、何らかの社会的対応を要するものとするのか。自死を例に考えてみると、本邦では2006年に自死遺族支援を一つの柱とする自殺対策基本法が施行されるなど、社会的対応を要するものとして、必要な支援を官民一体となって提供するような取り組みが、国家レベルでも地方自治体レベルでもみられるようになってきた（第13章）。

　しかし、自死あるいは大規模な災害や事故による死以外の、社会問題化されないという意味で「日常的な」死によって、大切な人を亡くした

大多数の人びとに対する支援は限られている。現状では，①死別体験者個々人の自助努力によるセルフケア，②直接的な当事者でない近親者や友人・知人などによるインフォーマルケア，あるいは③死別体験の当事者集団による自助グループ的ケアに期待するか，④主に緩和ケアやホスピスケアに携わる一部の医療専門職者による遺族ケアや，精神・心理療法家やグリーフカウンセラーなどによる心理療法的なケアなど，近代医療を枠組みとしたフォーマルケアに期待する，といった様相であろう（第11章）。こうした現状のもと，死別体験者はさまざまな困難に直面する。

　現在最も一般的であるセルフケアでは，他者に死別の困難について話せないことが多いなかで，死別体験者は自分の悲しみ方が（あるいは悲しみそのものを感じられないことが）異常なのではないか，といった不安を長期にわたって抱える，ということが起きたりする。伝統社会が有していた服喪の儀礼の衰退や簡略化により，伝統的に形づくられた特定の型に則って悲しむという縛りが弱まり，現代社会では死別悲嘆のあり方は個人に委ねられるようになった（第10章）。いわゆる「悲哀（悲嘆）の個人化（individualisation of mourning）」（Winkle 2001）という事態である。

　悲嘆の個人化の別の側面は，悲嘆の多様化である。個々人が地域社会の伝統的な葬送儀礼などに囚われず自由に悲しめるようになったことで，悲しみのあり方そのものが多様化することになった。これは一方でしがらみからの解放であるが，他方で悲しみ方の規範の喪失である。社会学では，社会規範が弱まって人間の行為や欲求を制御できなくなった状態を「アノミー」と呼ぶが，現代人はアノミー的悲嘆（Walter 1999）に直面しているといえるかもしれない。

　セルフケアに限界があるならば，近親者や友人・知人などによるインフォーマルケアは期待できるだろうか。たとえば，死別体験者が自らの

悲しみについて話すとき，周りの人間はいつでもしっかりと耳を傾け，受けとめてくれるかといえば，これも難しいことが多い。現代の死別体験者の悲嘆が個人化・多様化されたことに応じて，それに対する周りの人間の応じ方も個人化・多様化せざるを得なくなった。つまり，周りの人間は死別体験者にどう対応したらよいのかわからなくなっている。そして，「いつまでもくよくよしていてはだめだ」などと，死別体験者が傷ついてしまうような言動をしてしまう場合もある。結果的に，「同じ体験をした者でなければわからない」という死別体験者の思いを強めてしまい，体験者と非体験者の間の分断に帰結してしまったりする。

では，「同じ体験をした者」同士の集団である自助グループに参加して支援を受ける，というのはどうだろうか。ここではまず，大都市圏以外で顕著であるように，そもそも自分が住む地域に自助グループがないといった問題がありえる。また，たとえ自助グループがあっても，高齢者にしばしばみられるように，情報弱者であるためにインターネット上にある関連情報を入手できないとか，交通弱者であるために会場まで行くことができないといった，アクセスの問題に直面しかねない。必要な支援的資源へアクセスできるかどうかは，一部のケア従事者が実践している遺族ケアや，グリーフカウンセリングなどの療法的支援を利用しようとする際にも問題になりうる。

さらに，もし自助グループがないのなら自らそれを組織すればよいのだが，そもそも十分な数の有志当事者が地域にいなければ困難である。また，たとえ自助グループを組織できても，それが地域において認知されていないため，必要とする人びとがアクセスできないのならば意味がない。

以上の問題に加えて，近代医療の枠組みによるケアとしての「遺族ケア」は，死者との血縁関係にある「遺族」にその対象を基本的に限定し

ているため，たとえば死別した相手がたとえ血縁者以上に大切な友人であったとしても，ケアや支援の対象として想定されない可能性がある。そのために，こうしたケースでは，死別体験者などの喪失体験者が社会から「悲しむ権利」を認めてもらえないことにより生じる「公認されない悲嘆（disenfranchised grief）」（Doka 2002）に苦しむ可能性が高まる（第10章）。

（2） コミュニティのとらえ方

　以上のことからわかるように，現状では死別体験者が必要な支援を十分に得られず，日常生活を送る地域社会のなかで孤立してしまう可能性がある。死別体験者の支援については，現行のセルフケア，インフォーマルケア，自助グループ的ケア，フォーマルケアを有機的に連携するような枠組みが必要であり，その枠組みの一つとしてコミュニティが考えられる。では，コミュニティとはそもそもなんであろうか。

　コミュニティという言葉は，日本では「共同体」という訳語があてられたり，地域社会と同義で使われたりする。つまりそれは，一定の地理的範囲内で生活を営む人びとの集まりと考えられている。長年農村や都市を単位に研究を重ねてきた社会学でも，コミュニティは同様に定義され，①同じ空間にいるという地域性，②同じ目的や利害があるという共同性，③ほかと我々は違うという地域社会感情を要件とする，と説明される（宇都宮　2009）。

　しかし，現代日本では，伝統的な村落共同体のように地域・目的・感情の共有を成員に強いる集合体といったニュアンスが，「コミュニティ」という言葉から薄れてきている。「無縁社会」（橘木　2010）における「孤独死」や，東日本大震災で地域が崩壊したことによる社会的孤立などが顕在化した今日，「コミュニティ」は抑圧的な共同性や排他性を

有するといったネガティブな意味合いを弱め，個を保ちつつ自由意思に基づいて人びとがつながる協同性（アソシエーション）をベースに，それこそ社会的孤立を解消したいといった理想ないし問題状況の共有をはかる親密な集合体として，ポジティブにとらえられるようになってきている（伊豫谷・齋藤・吉原　2013）。

　本稿でも，「コミュニティ」はこうしたポジティブな可能性を持った集合体であると規定し，死別体験者が直面しうる社会的孤立の解消を目指すコミュニティデザインを考察する。コミュニティデザインとは，「ひとりひとりがキゲンよく安心して日々をすごせるように（目的），人と人とのつながりを育み（参加），固い空間を柔らかい場所に変え（空間），時をかけて人間と環境が共に育み合う（マネジメント）総合的プロセス全体」をいう（延藤　2013, p.4）。死別体験者の支援の文脈でいえば，コミュニティデザインの目的は，大切な人と死別するといった人生の大きな困難に直面しても，安心して愛着をもって暮らし続けられるような地域社会を構築することである。安心して暮らせるということは，死別悲嘆（グリーフ）に直面しても，それが地域の人びとに忌避されることなく，必要な支援を周囲の人間または行政や医療さらには民間団体・組織などから必要に応じて得られ，不安や苦しみが少ないということである。

2．死別に共感的で互助的なコミュニティの構築

　死別体験に共感的で互助的なコミュニティの構築の一例として，筆者自身がメンバーとして参加している，長野県松本市の市民団体ケア集団ハートビート（以下ハートビート）の取り組みを取り上げる。ハートビートは，松本市を含む中信地方を死別体験者にとって支援的・互助的なコミュニティにすべく，①活動の核となる持続可能な集団の形成，②地

域に根ざした情報的サポートの提供，③死別のノーマライゼーション，④地域の関連組織・団体との協働，⑤地方自治体との連携の模索に取り組んできている。

　死別が社会的対応を要する事柄と基本的にとらえられていない日本社会の現状からすると，死別に共感的で互助的なコミュニティの構築は，短期間で実現できるものではない。ここでいう「構築」とは「デザインしなおす」ということであり，コミュニティのソフトとハードの両面にアプローチして，改変したり，修正したり，一から創出したりすることになる。ソフト面では，同じ地域に暮らす多様な背景を持った一人ひとりが，目的実現のために自主的に参加したくなるような活動を展開し，長く続けていく必要がある。そしてハード面では，死別体験者が孤立しないよう，必要に応じて人と人が難なく交わり集えるような，地域に向かって開いた空間を生み出していかねばならない。

（1）　活動の核となる持続可能な集団の形成

　ハートビートは，尼僧であり看護師でもある代表の飯島惠道氏が，地域での「生老病死のトータルケア」の実現をめざして2006年に単独で立ち上げた市民団体である。設立当初は団体といっても，飯島氏が単独でホスピスケアやスピリチュアルケアに関する連続講座を企画・運営していたため，活動が思うように持続しなかった。しかし，2012年ごろから再び取り組みを活発化させ，死別悲嘆のケアに関する講演会などを開催し，有志市民が少しずつかかわるようになっていった。

　2013年からは，月に一度月例会を飯島氏の寺院で定期開催する体制が整えられ，さらにその翌年から，隔月で読書会を同寺で開催するようにもなった。これまで活動にかかわる有志市民の数は時とともに増減し，集まる場も寺院以外に大学も加わり変化がみられるが，やはり例会化に

より地域の人びとが定期的に集まれる場所と機会が確保され，結果的に活動の核となる持続可能な集団が形成されていったことが，長期にわたるコミュニティ構築の文脈では重要である。

（2） 地域に根ざした情報的サポートの提供

　例会化の契機となったのが，『大切な人を亡くしたとき～長野県・中信地方版～』（ケア集団ハートビート　2014）（以下，『大切な人を亡くしたとき』）という冊子の作成である。『大切な人を亡くしたとき』は，スコットランド国民保健サービスが，自国の死別体験者を支援するために作った冊子 When Someone has Died : information for you（NHS Scotland, 2011）をモデルにしている。ハートビートのメンバーは，最初にこの元の冊子の翻訳・読解やスコットランドの死別体験者支援の全体像に関する学習を進め，それをふまえて日本および長野県中信地方の社会的・文化的状況に適した冊子を作るべく，分担して関連事項にまつわる調査を行い，その知見を例会に持ちよって発表しあい，議論をしつつ，2年近くの歳月をかけて内容を詰めていった。『大切な人を亡くしたとき』の最終的な内容構成は，①グリーフ，②病理解剖・献体・臓器移植，③葬儀，④死亡届などの手続き，⑤質問や相談したいときの連絡先（主に長野県中信地方のもの）となった。

　こうした冊子は，死別体験者に対する代表的な情報的サポートの一つであり，今日では居住地にかかわらずインターネット上で閲覧・入手できるものも存在する。ただし，コミュニティ構築の文脈で重要なのは，死別体験者が居住する地域の実情に即しており，その地域においてアクセスおよび活用が可能な情報が含まれていることである。たとえば『大切な人を亡くしたとき』では，長野県で一般的な骨葬（通夜→火葬→葬儀）をふまえて葬儀の説明がされていたり，主に中信地方で活動する死

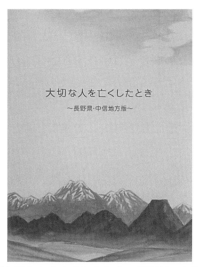

図15-1　『大切な人を亡くしたとき〜長野県・中信地方版〜』

別にまつわる自助グループやサポートグループの連絡先が掲載されていたりする。また，地域に根ざした情報的サポートという文脈では，冊子のデザインにも工夫が必要である。『大切な人を亡くしたとき』には，それを手に取ったとき地元信州の人間が地域コミュニティへの愛着や癒しを少しでも感じられるように，日常的に目にする北アルプスや県花など地域で自生する花々が描かれている（**図15-1**）。

（3）　死別のノーマライゼーション

　地域に根ざした情報的サポートの提供と並行して行われてきたのが，地域における「死別のノーマライゼーション」の取り組みである。嫌でも多くの人間がいつかは大切な人と死別するという事実をふまえれば，死別という体験自体は特別なものではない。にもかかわらず，死別体験を人生におけるノーマルな出来事の一つであると感じられない状況が，

現代社会にはある。この状況を変えていくには，死別について考えたいとき，誰かと語りあいたいときに，気兼ねなく，オープンに，安心して考え語りあえる機会や場が普通に存在するといったコミュニティを構築する必要がある。そうすることで，住民は死別という困難な体験に直面しても，自分の暮らす地域では，死別は人生の一部であると皆あたりまえに考えているから，悲しみを抑圧して独りで苦しまなくてもよいと思える可能性が高まる。

これまでハートビートでは，地域の死別体験者同士が安心して悲しみや苦しみを吐露できる分かちあいの会や，地域の誰もが参加できる死別や看取りについて考え語りあう連続講座・講演会・ワールドカフェなどを，地域の寺院や大学あるいは葬祭会館で開催してきている。なお，ワールドカフェとは，カフェのようなリラックスした雰囲気のなかで，特定のトピックについて4〜5人のグループに分かれて一定時間話しあい，その後メンバーの組み合わせを変えながらそれを続けていくことで，最終的にあたかも参加者全員が対話しアイディアを出しあったような効果が得られる，ディスカッションないし分かちあいの方法である。(ブラウン・アイザックス・ワールドカフェコミュニティ　2007)。

また，死別に限らず死全般のノーマライゼーションを促進するうえで今後実施したいものに，「デスカフェ (death cafe)」がある。デスカフェとは，スイスの社会学者バーナード・クレッタズが，最愛の妻と死別したのをきっかけに地元のカフェで始めた集会で，参加者は好きな飲食物をとりながら，結論や行動を導き出すことを目的とせず，プライバシーが保たれた場で，互いを尊重しつつ，死に関するあらゆることについて気軽に語りあう。日本でも各地で開催されているが，自分が生活するコミュニティでデスカフェが開かれていなくても，上記の基本的な約束事を守ること以外に難しいことはないので，地元のカフェで気軽に始め

られる。

　ただし，デスカフェを開くには，その開催に賛同してくれる地元のカフェの協力が必要である。ハートビートが開いたグリーフに関するワールドカフェでは，開催に際して葬祭ホールを地域のある葬儀社が無償で会場として提供してくださり，さらに職員の方々がワールドカフェの開催準備・運営・片づけや，グループワークのファシリテーターまでしてくださった。(一部の職員は『大切な人を亡くしたとき』の作成にも参加してくださり，葬祭の専門家ならではの観点から有用な意見を提供してくださった。)

（4）　地域の関連組織・団体との協働

　死別体験に共感的で互助的なコミュニティの構築において，地域で協働できる組織・団体をみつけ，実際に連携していくことは重要である。中信地方で活動するハートビートの場合，その一つが葬儀社であった。また，地方新聞社や地方テレビ局などのローカルメディアも，『大切な人を亡くしたとき』の完成やワールドカフェの開催に際して，取材記事の掲載やテレビ番組の作成・放映といった形で協働してくれた。こうしたローカルメディアは，ハートビートとともに「死別のノーマライゼーション」を促進しており，特に地域の高齢者への影響力は大きい。都会の生活では気づきにくいが，地方のローカルメディアは，ICT リテラシーを持たずスマートフォンやコンピューターを使えない高齢者にとって，自分の暮らすコミュニティの出来事や催しに関する最大の情報源となっている。

　葬儀社やローカルメディア以外にも，ハートビートは医療機関，宗教団体，自助グループなどと協働して，主に中信地方で死別体験に共感的で互助的なコミュニティの構築を進めてきている。

（5） 地方自治体との連携の模索

　コミュニティによって，どのような関連組織・団体との協働がスムーズに展開するかどうかは異なってくる。その見極めは，コミュニティ構築の活動を通して行われる。ただし，政策・制度の面からコミュニティのあり方に多大な影響を与える地方自治体との協働は，たとえ困難であっても取り組んでいく必要がある。

　ハートビートも，死別体験に共感的で互助的なコミュニティの構築において，松本市との連携を模索している。松本市は，市民の声を市政に反映させるべく，市長と市職員が，市内で活動する市民グループなどを対象に，市政に関する提言や日頃の活動などをテーマに懇談する「ティータイム・トーク」を毎年開催している。この制度を活用し，ハートビートは市長や市職員に，死別体験に共感的で互助的なコミュニティを構築することの重要性を訴えた。さらに，地元の死別体験者を支援していくうえでの問題のあぶり出しや，『大切な人を亡くしたとき』を活かした支援の展開において，ハートビートが健康福祉部および地域の健康づくり推進員（保健補導員）と協働していく可能性について検討した。これは2017年7月現在実現していないが，地道に地方自治体との連携を試み続けることで，死別体験に共感的で互助的なコミュニティの構築は少しずつであっても進んでいくであろう。

3．社会的孤立の解消をめざすコミュニティ概念

（1） 共感都市と健康都市

　コミュニティ構築を枠組みに死別体験者の社会的孤立の解消を試みるうえで，「共感都市」という考え方が有用である。「共感都市」とは，オーストラリアの社会学者アラン・ケリヒアが唱道する"Compassionate Cities"（Kellehear 2005）の和訳だが，"compassion"は語源的には「共

苦」といった意味あいが強いことと，"cities"は厳密に「都市」を指している訳ではなく「コミュニティ」と置き換え可能であるため，「苦しみを共にするコミュニティ」とも訳せる。現にケリヒアは，同じコミュ・・・・・ニティに住む人びとの苦境や悲しみに共感することは，コミュニティの・・・・・・・・・・・・・・・・・・・・・・・・・・・・・・・・・成員全員が健やかに生きるために欠かせない倫理であると考えていて，この意味での「共感都市」の開発（コミュニティ構築）の必要性を主張している。

　地域住民が地域で健康に生きてゆくのを支援する環境づくりは，日本でもすでに国や地方自治体による健康増進（ヘルスプロモーション）活動の推進によって，少なからず進められている。世界的にも「健康都市 Healthy Cities」運動と呼ばれる動きがあり，その加盟都市では，都市の物理的・社会的環境を改善することで地域住民同士の交流と相互扶助を促し，彼らが心身ともに健康に生活してゆくことを実現すべく，都市の持つあらゆる資源を活用し，発展させてゆくようなまちづくりが目指されている。そしてそれが実現すると，住民に対して医療サービスへの容易なアクセスが提供されるばかりでなく，彼らが活発に交流しながら多様な経験を積める機会が数多く提供され，さらに住民の地域行政への参画が活発化して，互助的でまとまりのある平等主義的なコミュニティになるという。

　であるならば，死別体験に共感的で互助的なコミュニティの模索も，健康増進を基盤とする「健康都市」の理論と実践だけで十分に思われるが，「健康都市」では多くの人が体験する死別は視野に入っておらず，人びとが愛する人との死別を健康体のままで存分に悲しめる環境の整備については考えられていない。遺族など死別体験者の健康を十分に保持・増進できずに，総合的な「健康都市」の実現など不可能である。だからこそ，「健康都市」だけでは不十分であり，同じく健康増進的なアプローチをベースにした「共感都市」という考え方が必要になる。

(2) 現代日本における共感都市化の課題

　ケリヒアのいう「共感（共苦）」は，個々人のレベルで完結する単なる気持ちではなく，苦しんでいる同じコミュニティの住民に対して，その人が健康を取り戻せるよう支援的な行動を起こす原動力および指針としての倫理に位置づけられている。しかし，現代日本の特に都市の状況を考えると，少なからぬ人びとが，「同じコミュニティの住民」をほとんどあるいはあまり知らないだろうし，ともに同じコミュニティを支えているという意識も稀薄であるのが現状だろう。公共政策・科学哲学が専門の広井良典がいうように——

> 戦後の日本社会において，農村から都市に移った人々は，カイシャと核家族という"都市の中の農村（ムラ社会）"を作っていった。そこではカイシャや家族といったものが"閉じた集団"になり，それを超えたつながりはきわめて希薄になっていった。そしてさらに，そうしたムラ社会の「単位」が個人にまでいわば"縮小"し，人と人との間の孤立度が極限まで高まっているのが現在の日本社会ではないだろうか。（広井・小林　2010，p.82）

　比較的孤立した都市住民であっても，「人が健康を取り戻せるよう支援的な行動を起こす原動力および指針としての倫理」を持ち，実際に行動を起こせる人びとが多数いることは，東日本大震災における被災地支援のボランティアをみても明白である。問題はむしろ自分と「同じコミュニティの住民」に対してという点と，その居住コミュニティにおいて日常的に必要に応じて支援を展開できるかという点である。もちろん非都市部のコミュニティに目を向けると，これらの点ができるかどうかは問題ではなく，義務として実践されている部分もある。たとえば，町内

会がしっかりと機能している地域では，ある家で人が亡くなると，同じ町内会の成員がほぼ葬儀一切を取り仕切って実施したりする。(ただし，これが故人の死を悼む者たちが，健康体のまま存分に悲しむことを自動的に保障するわけではない。)

　共感都市理論をもとにコミュニティ構築を構想し，自分の住む地域を実際に共感都市化するには，死別を視野に収めた健康増進的アプローチと共感の倫理を基盤に，コミュニティの性質の把握，扱うコミュニティの大きさ（単位）の決定，コミュニティ開発に使えそうなすでに地域にある物理的・人的資源の把握，巻き込める一般市民やボランティア，専門家（保健・医療・福祉従事者，法律家，警察・消防，学校・学術関係者など），民間組織（企業やNPOなど），公的機関（自治体や政府機関など）の選定と実際の働きかけおよび巻き込みなどを，戦略的に実施してゆく必要がある。

　ケリヒアは，どのように地域の物理的・人的資源を動員し，共感都市的なコミュニティ開発ができるのかについて，25もの具体例を提示している（Kellehear 2005, pp.137-156）。それらはいずれも西洋社会での経験や実績をもとにしたものだが，日本社会においても実現可能と思われるものも少なからずある。こうしたことからも共感都市という概念は，人びとが健康的に死別を悲しめるコミュニティの実現に向けて，やはり重要な役割を果たしうると思われる。

4. 社会死生学の展望

　これまで本書において，さまざまな死生学のフィールドを取り上げてきた。一般的に死生学という学問には，死にまつわる哲学・宗教・歴史などの考察から，個人的に悔いのない人生をまっとうするために自らの死生観を確立するヒントを得ることや，人生の最終段階の医療実践にお

いて，適切に臨床倫理的な判断をくだしていくための指針を得ることなどが，期待されているように思われる。基礎医学・臨床医学・社会医学という医学の3分類に倣えば，前者は「基礎死生学」による貢献であり，後者は「臨床死生学」による貢献と呼べるだろう。ただ，医学に社会医学があるように，死生学にも「社会死生学」と呼びうる領域があると筆者は考える。本章の内容はまさにその社会死生学であり，この領域では，人びとが自らの死や大切な人との死別といった困難に直面しても，社会的に孤立することがないように環境を整えていくことが目指される。

参考文献

アニータ　ブラウン・デイビッド　アイザックス・ワールドカフェコミュニティ（香取一昭・川口大輔訳）『ワールド・カフェ——カフェ的会話が未来を創る』（ヒューマンバリュー　2007）
伊豫谷登士翁・齋藤純一・吉原直樹『コミュニティを再考する』（平凡社　2013）
宇都宮恵子編『よくわかる社会学』（ミネルヴァ書房　2009）
延藤安弘『まち再生の述語集』（岩波書店　2013）
ケア集団ハートビート作成・山崎浩司監修『大切な人を亡くしたとき～長野県・中信地方版～』（一兎舎　2014）https：//www.hbshinshu.jp/leaflet
橘木俊詔『無縁社会の正体——血縁・地縁・社縁はいかに崩壊したか』（PHP研究所　2010）
広井良典・小林正弥編『持続可能な福祉社会へ』（勁草書房　2010）
Doka, K.J. ed. Disenfranchised Grief. Research Press, 2002
Kellehear, A. Compassionate Cities. Routledge, 2005
NHS Scotland. When Someone has Died : information for you. 2011
　　https : //www.nhsinform.scot/media/1503/when-someone-has-died-2016.pdf

Walter, T. On Bereavement : the culture of grief. Open University Press, 1999
Winkel, H. "A Postmodern Culture of Grief ? : on individualisation of mourning in Germany" Mortality, 6(1) : pp.65-79, 2001

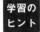

1. 自分が暮らすコミュニティを死別体験に共感的で互助的なものにしていくとすれば，どのようにそれを展開するのか，また，どのような課題に直面しうるか考えてみよう。
2. 共感都市の考え方以外に，どのようなコミュニティ概念が，死別体験に共感的で互助的なコミュニティの構築に役立ちうるのか調べてみよう。
3. 社会医学の一つである社会疫学と社会死生学の類似点および相違点を考察してみよう。

索引

● 配列は五十音順，＊は人名。

● あ 行

アイデンティティ　54
あいまいな喪失　173
アウグスト・クレメンス・フォン・ガーレン＊　245
アウシュヴィッツ　240
亜急性型終末期　154
アソシエーション　256
アドバンス・ケア・プランニング　162
アニミズム　37
アノミー　253
アルツハイマー型認知症　136
安産祈願　90
安楽死　165
飯島惠道＊　257
イースター　31
医学的証拠　146
生きる意味　84
遺児　21
意識障害　143
意思決定　135
意思決定代理人　159
意思決定プロセス　135, 148
医師に幇助された自殺　164
遺児の表現　231
異状死　18
イスラム教　30
位相モデル　179
遺族　21
遺族外来　200
遺族ケア　14, 21, 24, 189, 253
1人称の死　20, 23, 72
一神教　30, 37
井上雄彦＊　75
いのち　212, 238

いのちの教育　23
いのちの共生　238
命の操作　22
命の儚さ　73
位牌　50
意味再構成モデル　182
医療的支援　222
医療倫理　23
胃ろう栄養法　138
因果応報　34, 49
インフォーマルケア　253
インフォームド・コンセント　61
ウォーデン＊　180
産声　95
盂蘭盆会　35
永遠の命　31
エイジズム　131
胞衣　106
冤罪　24
エンディングノート　64
エンドオブライフ　145
エンドオブライフ・ケア　117, 153
エンバーミング　201
延命医療　22
老い　24
オーラル・フレイル　126
オランダ　167
折口信夫＊　57
オレゴン州尊厳死法　166

● か 行

介護予防　126
介護予防事業　122
外傷後成長　186
回復志向コーピング　181

学際性・実践性・実存性　13
ガス室送り　241
火葬　35
課題モデル　179
価値　135
家庭医　168
加藤咄堂＊　12, 56
悲しむ権利　255
鎌倉新仏教　49
加齢　119
カレン・アン・クィンラン事件　159
河合隼雄＊　59
河上肇＊　55
関係存在　213
患者の自己決定法　160
惟神の道　37
緩和医療　22
緩和ケア　14, 130, 140, 156, 199, 200, 253
緩和ケア病棟入院　158
基礎死生学　14, 266
記念日反応　178
基本チェックリスト　122
救急搬送　131
急性型終末期　154
教育　16
教育勅語　56
共感　264
共感的　256
共感的に理解　217
共感都市　262
胸骨圧迫　130
強制された沈黙　232
共同性　255
協同性　256
共同の意思決定　148
キリスト教　30, 53
近代合理主義　53

国生み　38
グリーフ　174
グリーフカウンセラー　21, 253
グリーフカウンセリング　254
グリーフケア　189
グリーフケア外来　200
グリーフサポート　189
グリーフワーク　178
ケア集団ハートビート　256
傾聴　111
経鼻経管栄養法　138
経皮内視鏡的胃ろう造設術　143
刑務官　24
穢れ　39
解脱　33
ケトン体　140
ケリヒア＊　262
健康寿命　126
健康都市　263
言語聴覚士　136
原罪　31
合意形成　148
口腔ケア　140
口腔のフレイル　126
公的な死　17
公認されない悲嘆　175, 255
河野博臣＊　206
高齢化社会　116
高齢社会　117
高齢者介護施設における緩和医療ガイドライン　140
高齢者ケアの意思決定プロセスに関するガイドライン―人工的・水分栄養補給の導入を中心に　138
高齢者差別　131
高齢者に対する適切な医療提供の指針　127

誤嚥性肺炎　137
ゴータマ・シッダールタ＊　33
ゴーラー＊　71
国際フレイル・コンセンサス会議　118
国民皆保険制度　167
極楽　29, 36
古事記　38
互助的　256
国家神道　57
孤独死　255
子どもの死　104
コペルニクス的転回　84
コミュニケーション　70
コミュニティ　16, 255, 260, 263
コミュニティデザイン　256
固有信仰　50
殺し合いの螺旋　77, 85

●さ　行

災害　21, 24, 252
斎場　20
再生医療　22
在宅死　19
裁判員制度　24
座位保持困難　139
殺人　24
サナトロジー　12, 24
サポートグループ　197
サルコペニア　121
産育儀礼　90
散骨　40
3人称の死　20, 23, 72
志賀直哉＊　56
四苦　33
死刑　24
事故　21, 24, 252
地獄　29, 31, 36

自己肯定感　219
自己点検作業　209
自殺　21, 24, 63
自殺総合対策推進センター　227
自殺対策基本法　225, 252
自殺ツーリズム　166
自殺幇助　165
死産　89, 110
自死　21, 24, 85, 252
自死遺族　219
自死遺族支援　252
自助グループ　253
シシリー・ソンダース＊　155
死生観　12, 24, 69, 73, 135, 207, 265
自責の念　221
自然災害　48
自然死　71
自然死法　160
自然宗教　37
自然条件　48
持続的複雑性死別障害　184
自尊感情　168, 223
十戒　33
失業率　63
私的な死　17
死にがい付与システム　12
死のガイドライン　74
死の囲い込み　19
死の準備教育　23
死のタブー視　12
死の人称態　20
死のポルノグラフィー　71
死別　173, 185
死別ケア　189
死別体験者　252
死別体験者支援　22
死別に対する悲嘆反応　176

死別のノーマライゼーション　259
死別悲嘆　19, 21, 24, 253, 257
死への準備境域　61
死亡届　18
釈迦＊　33
社会死生学　16, 266
社会づくり　217
社会的孤立　255
ジャンケレヴィッチ＊　17
宗教　16, 24, 26
周産期医療　14
終末期　154
終末期医療　14, 22, 24
終末期医療の決定プロセスに関するガイドライン　145
儒教　51
朱子学　51
出生前診断　22
樹木葬　41
障がい　119
≪情報共有―合意≫モデル　146
情報的サポート　258
常民　50
諸行無常　33, 49
食事介助　141
諸法無我　34
新型出生前診断　101
神経難病　158
神経変性疾患　153
人工呼吸器　159
人工的水分・栄養補給法　136
人工妊娠中絶　95
神社　37
人生観　69, 135
新生児死　111
人生の意味　84
人生の最終段階における医療の決定プロセスに関するガイドライン　145
人生の最終段階の医療とケア　117, 145
身体的フレイル　119
神道　37, 53
心肺蘇生　70
心肺蘇生法　130
心肺停止　130
神仏習合　37, 50
親密な集合体　256
救い主（キリスト）　30
スクリーニング　120
スピリチュアリティ　12, 24, 43, 65
スピリチュアル　43, 63
スピリチュアルケア　43, 257
スピリチュアルな痛み　42
スピリチュアル・ペイン　155
スピリット　44
生活の質　126
聖クリストファー・ホスピス　155
生殖医療　14
生殖補助医療　101
生と死の教育　23
生物学的生命　144
生命維持治療　143, 159
「生命の二重の見方」理論　144
生命倫理　23
生理的予備能　118
聖霊　44
聖隷三方原病院　42
生老病死のトータルケア　257
世界保健機構　44, 156
世俗的ヒューマニズム　40
積極的安楽死　165
切腹　52
セルフケア　253
セルフヘルプ・グループ　197
遷延性意識障害　159

全人的苦痛　156
全人的ケア　157
戦争　24, 236
戦争と平和　16
選択　134
選別　242
葬儀　24, 40
葬儀社　201
臓器不全　158
葬祭業者　17, 20, 23
喪失　172, 252
喪失志向コーピング　180
創唱宗教　37
葬送　17, 19
葬送儀礼　18
躁的防衛　60
葬法　104
祖先の祭り　50
尊厳　145, 159, 165
尊厳死　164
村落共同体　17, 19, 255

●た　行
ターミナル・ケア　153
大往生　18
大義名分論　51
胎児供養　95
胎児ネーム　108
大衆文化　70
第二次世界大戦　58
台風一過　48
大量殺戮　241
他界　28, 39
他界観　24
多剤併用　126
多神教　37
堕胎　89, 105

堕胎戒めの図　93
立場表明2012　138
（死の）タブー視　71
多文化共生　211
団塊の世代　59
段階モデル　179
誕生死　109
治安維持法　57
地域社会感情　255
地域性　255
中心静脈栄養法　140
中絶　22
超音波断層装置　107
超高齢社会　117
長寿社会　117
鎮守の森　37
手当と備え　208
デーケン*　61, 207
デス・エデュケーション　23, 86, 204
デス・カフェ　260
デス・スタディーズ　12, 24
寺請制度　53
テロリズム　24
天国　29, 31
疼痛　152
常世の国　28

●な　行
中江兆民*　55
ナチス・ドイツ　241
二重過程モデル　180
日常生活動作　119
日露戦争　56
新渡戸稲造*　51
２人称の死　20, 23, 72
日本学術会議　154
日本緩和ケア学会　158

日本救急医学会　131
日本死の臨床研究会　14
日本人の死生観　47
『日本人の死生観』　54
日本臨床死生学会　14
日本臨床腫瘍研究グループ　129
日本老年医学会　118, 138
ニライカナイ　28
人間的成長　186
寝たきり　153
涅槃　33
脳血管疾患　143, 153
脳死　62
脳内麻薬　140
乃木希典＊　55
野辺送り　19

●は　行

バイオエシックス　159
配慮的な人間関係　235
パウロ＊　31
『葉隠』　51
『バガボンド』　75
発達援助活動　208
バブル崩壊　62
東日本大震災　64, 255
樋口和彦＊　206
悲嘆教育　215
悲嘆ケア　21, 174, 189
悲嘆の個人化　253
悲嘆の多様化　253
ひとり　213
病院死　19
表現型　120
病的悲嘆　182
平山正美＊　206
ビリーブメントケア　189

広井吉典＊　264
品位　248
フォーマルケア　253
複雑性悲嘆　182
福祉的支援　222
服喪　19, 175
武士道　50, 53, 75
補陀落渡海　29
復活節　31
仏教　33, 49, 53
仏壇　50
不妊治療　22, 89
フランクル＊　84
プレ・フレイル　124
フレイル　117, 161
平均寿命　117
平均余命　117
『平家物語』　49
米国老年医学会　141
ヘイトスピーチ　239
ペット・ロス　175
ベルギー　168
ベルツ＊　48
法医学　18
『方丈記』　49
法的支援　222
暴力　24
ポーリン・ボス＊　173
ホスピス　42, 155, 253
ホスピスケア　41, 257
ボランティア　264
ポルスト　161
ホロコースト　84, 211
盆　35
本地垂迹説　50
煩悩　34

●ま　行
埋葬　24
正宗白鳥＊　55
マスコミュニケーション　70
マスメディア　16, 69, 86
末梢点滴　137
末法思想　49
間引き　89, 105
間引き絵馬　91
マルティン・ニーメラー＊　247
マンガ　69, 73, 74
慢性型終末期　154
三島由紀夫＊　55
水子　99
水子観音　101
水子供養　99
水子地蔵　101
禊ぎ　39
民族　16
無縁社会　255
無常　49
明治維新　53
メディア・リテラシー　87
喪　175
物語られるいのち　144
物語り　144
ものがたりづくり　113
森鷗外＊　55

●や　行
柳田國男＊　57, 90
山中伸弥＊　22
優生保護法　95
揺らぎ　181
要介護　118
要請に基づく生命の終焉（すなわち安楽死）ならびに自殺助の法律　167

陽明学　56
予期悲嘆　174
吉川英治＊　75
淀川キリスト教病院　42

●ら　行
リビング・ウィル　159
流産　89, 109
療養病床　137
臨床　15
臨床死生学　14, 266
臨床の知　15
臨床フレイル・スケール　124
臨床倫理　23, 134, 266
輪廻転生　33, 36
ルクセンブルグ　168
レビー小体型認知症　142
老衰　140
老年学　118

●わ　行
ワールドカフェ　260
分かちあい　260
わかちあいの会　226

●アルファベット
ACP（Advance Care Planning）　162
AD（advance directives）　159
AD（Alzheimer's disease）　136, 139
ADL（activities of daily living）　119, 139
advance directives　159
AHN（artificial hydration and nurtrion）　136, 140
AIDS　158
anticipatory grief　174
ARBEIT MACHT FREI　241
bioethics　159

biographical life　144
biological life　144
CHS フレイル・スクリーニング・スケール　121
CPA（cardiopulmonary arrest）　130
CPR（cardiopulmonary resuscitation）　130
death cafe　260
death with dignity　164
dignity 165
disenfranchised grief　175
dual process model　180
EBM（evidence-based medicine）　146
end-of-life care　153
EOL（end-of-life）　145
EOL ケア　153
ER 救急救命室　70
evidence　146
evidence-based narrative　146, 162
FAST（Functional Assessment Staging）　136, 139
frailty　118
GHQ　58
grief work　178
iPS 細胞　22
living will　159
loss　172
loss-oriented coping　180
meaning reconstruction model　182

mourning　175
narrative　144
National Health Service　129
palliative care　156
PAS（physician-assisted suicide）　164
Patient Self-Determination Act　160
PEG（percutaneous endoscopic gastrostomy）　143
phase model　179
phenotype　120
POLST（Physician Orders for Life-Sustaining Treatment）　161
QOL（quality of life）　126, 157
restoration-oriented coping　181
spiritual pain　155
St.Christopher's Hospice　155
stage model　179
T4 作戦　245
task model　179
thanatology　12, 55
The Oregon Death with Dignity Act　164
total care　157
total pain　156
TPN　140
WHO　44, 63, 156
With ゆう　111
β エンドルフィン　140

分担執筆者紹介

(執筆の章順)

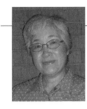

鈴木由利子（すずき・ゆりこ） ・執筆章→5・6

1955年	宮城県に生まれる
1999年	東北学院大学大学院文学研究科卒業
現在	宮城学院女子大学非常勤講師
専攻	日本民俗学
主な著書	『＜いのち＞と家族　生殖技術と家族Ⅰ』（共著　早稲田大学出版会）
	『近代化のなかの誕生と死』（共著　岩田書院）
	『日本人の一生』（共著　八千代出版）
	『講座東北の歴史　生と死』（共著　清文堂）
	『出産の民俗学・文化人類学』（共著　勉誠出版）
	『産み育てと助産の歴史―近代化の200年をふり返る』（共著　医学書院）
	『選択される命―子どもの誕生をめぐる民俗』（単著　臨川書店）

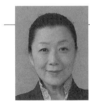

会田　薫子（あいた・かおるこ） ・執筆章→7・8・9

1961年	福島県に生まれる
2008年	東京大学大学院医学系研究科博士課程修了　博士（保健学）
現在	東京大学大学院人文社会系研究科死生学・応用倫理センター上廣講座　特任教授
専攻	臨床倫理学，臨床死生学，医療社会学
主な著書	『長寿時代の医療・ケア』（筑摩書房）
	『延命医療と臨床現場―人工呼吸器と胃ろうの医療倫理学』（東京大学出版会）
	『臨床倫理の考え方と実践―医療・ケアチームのための事例検討法』（共編著　東京大学出版会）
	『医療・介護のための死生学入門』（共編著　東京大学出版会）
	『医と人間』（共著　岩波書店）
	『老い方上手』（共著　WAVE出版）
	『シリーズ生命倫理学4　終末期医療』（共著　丸善出版）
	『シリーズ死生学5　医と法をめぐる生死の境界』（共著　東京大学出版会）

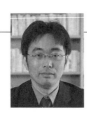

坂口　幸弘（さかぐち・ゆきひろ）

・執筆章→10・11

1973年	大阪府に生まれる
2001年	大阪大学大学院人間科学研究科博士課程修了　博士（人間科学）
現在	関西学院大学人間福祉学部人間科学科教授
専攻	死生学，悲嘆学
主な著書	『増補版　悲嘆学入門―死別の悲しみを学ぶ』（単著　昭和堂） 『死別の悲しみに向き合う―グリーフケアとはなにか』（単著　講談社現代新書） 『喪失学―「ロス後」をどう生きるか？』（単著　光文社新書） 『グリーフケア―見送る人の悲しみを癒す～「ひだまりの会」の軌跡～』（共著　毎日新聞社） 『真実を伝える：コミュニケーション技術と精神的援助の指針』（共訳　診断と治療社）

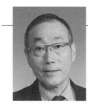

鈴木　康明（すずき・やすあき）

・執筆章→12・13・14

1956年	横浜に生まれる
1991年	筑波大学大学院教育研究科修了
現在	東京外国語大学専任講師・助教授，国士舘大学助教授・教授を経て，東京福祉大学・大学院教授 博士（臨床心理学）
専攻	臨床心理学，死生学
主な著書	『生と死から学ぶ』（北大路書房） 『星と波テスト入門』（共著　川島書店） 『生徒指導・進路指導・教育相談テキスト』（編著　北大路書房） 『生と死から学ぶいのちの教育』（編著　至文堂） 『いのちの本』（監修　学研） 『臨床心理クライエント研究セミナー』（共著　至文堂） 『封印された死と自死遺族の社会的支援』（共著　至文堂）

編著者紹介

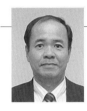

石丸　昌彦（いしまる・まさひこ）

・執筆章→2・3

1957年	愛媛県出身
1979年	東京大学法学部卒業
1986年	東京医科歯科大学卒業
	東京医科歯科大学難治疾患研究所講師，桜美林大学助教授・教授を歴任
現在	放送大学教授，精神科医
専攻	精神医学，精神保健学
主な著書	『統合失調症とそのケア』（キリスト新聞社）
	『精神医学特論』（共著　放送大学教育振興会）
	『今日のメンタルヘルス』（共著　放送大学教育振興会）
	『健康への歩みを支える～家族・薬・医者の役割』（キリスト新聞社）
	『パラダイム・ロスト　心のスティグマ克服，その理論と実践』（訳書　中央法規出版）

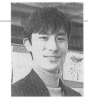

山崎　浩司（やまざき・ひろし）

・執筆章→1・4・15

1970年	米国 Washington D.C.に生まれる
2006年	京都大学大学院人間・環境学研究科修了
現在	東京大学特任講師，信州大学准教授を経て，静岡社会健康医学大学院大学教授
	博士（人間・環境学）
専攻	社会学，死生学，質的研究
主な著書	『医療・介護のための死生学入門』（共著　東京大学出版会）
	『テキスト臨床死生学』（共著　勁草書房）
	『死生学入門』（共著　放送大学教育振興会）
	『ケア従事者のための死生学』（共著　ヌーヴェルヒロカワ）
	『人生の終わりをしなやかに』（共著　三省堂）
	『死別の悲しみに学ぶ』（共著　聖学院大学出版会）
	『生と死のケアを考える』（共著　法藏館）

放送大学教材　1910027-1-1811（ラジオ）

死生学のフィールド

発　行　　2018年3月20日　第1刷
　　　　　2023年1月20日　第4刷
編著者　　石丸昌彦・山崎浩司
発行所　　一般財団法人　放送大学教育振興会
　　　　　〒105-0001　東京都港区虎ノ門1-14-1　郵政福祉琴平ビル
　　　　　電話　03（3502）2750

市販用は放送大学教材と同じ内容です。定価はカバーに表示してあります。
落丁本・乱丁本はお取り替えいたします。

Printed in Japan　ISBN978-4-595-31872-6　C1347